Meinen Kindern
Moritz und Friederike
gewidmet –

und allen Haus- und Landärzten/innen

Wenn ich mir einen grünen Zweig
Im Herzen bewahre,
Wird ein Singvogel kommen
Und sich draufsetzen

Chinesische Weisheit

Inhaltsverzeichnis

1. Vorwort (Prolog)

Marburg an der Lahn. Die von uns Studenten so geliebte Stadt mit all ihren historischen Gebäuden, versteckten Winkeln, dem Schloss oben am Berg, dem Lahntal und den Lahnbergen, den Fachwerkhäusern und seinen Kneipen, die oft bis tief in die Nacht geöffnet waren.

Ich sitze zum ersten Mal in einem Hörsaal der Chirurgischen Fakultät. Endlich die klinische Ausbildung. Was habe ich mich darauf gefreut!

Um dorthin zu kommen, musste ich zunächst vier Semester in der sogenannten »Vorklinik« ungeliebte und von mir stets unverstandene Fächer wie Physik und Chemie absolvieren. Und das Schlimmste dabei: auch noch eine Prüfung zu bestehen, denn sonst gab es keinen Aufstieg in die Oberliga.

Heute kann ich es verschmitzt zugeben: Ich habe die Prüfungen bestanden durch Tarnen und Täuschen, Theaterspiel und unverstandenes Auswendiglernen.

Nach dem bestandenen Vorphysikum war ich jetzt in der Oberliga meines Studiums angekommen.

Aber um in die Bundesliga des Medizinstudiums zu gelangen, hatten die Dozenten und Professoren uns eine weitere Hürde in den Weg gestellt, das Physikum. Hier wurden Fächer wie Anatomie, Physiologie, Histologie und Biochemie abgefragt. Die ersten drei Fächer bereiteten mir keine so großen Probleme, denn im Auswendiglernen war ich mittlerweile Meister. In Biochemie hatte ich Kommilitonen, die mir diesen Stoff so beibringen konnten, dass er zumindest in meinem Kurzzeitgedächtnis verankert war – und zwar so, dass ich ihn mündlich wiedergeben konnte. Denn alle unsere Prüfungen fanden damals noch mündlich statt.

Also bestand ich auch das Physikum und war in der klinischen Ausbildung angekommen.

Was für eine Freude – statt Strukturformeln an der Tafel oder in Formalin gelegte Präparationsleichen nun echte und dazu noch lebende Patienten vor sich zu haben.

Frau Gertrud Biedenkopf war so eine. Sie lag in einem Metallgitterbett inmitten des altehrwürdigen Hörsaals, der nach altem Holz, Bohnerwachs und Studentenschweiß roch. Die Klappbänke und Klapptische knarzten bei jeder Bewegung, die Stuhlreihen gingen steil bergauf, dass man auch aus der letzten und obersten Reihe noch Frau Biedenkopf in ihrem Klinikbett erkennen konnte.

»Frau Biedenkopf?«, fragte der Professor. »Wie hat das bei Ihnen vor vier Wochen angefangen?«

Frau Biedenkopf sprudelte nur so in ihren Erzählungen und holte weit aus. Ich hing an ihren Lippen, war ich doch so nah an dem, was ich wollte: hören, was krank macht, und lernen, was gesund macht.

Professor Martini stellte immer wieder Nachfragen an Frau B., kürzte ab, wenn sie zu weitschweifend erzählte, und achtete stets darauf, dass sie ihre ihr schon bekannte Diagnose nicht verriet.

»Was hat Frau Biedenkopf?«, wendete sich Martini plötzlich an uns alle.

Unsere Antworten waren so unterschiedlich wie die Zusammensetzung unseres neuen ersten klinischen Semesters.

»Nein – nein – nein –«, war die wiederkehrende Antwort von Professor Martini. Wir waren ratlos. Nach einer Kunstpause sagte er:

»Diese Patientin, meine verehrten Kolleginnen und Kollegen, hat vor allen Dingen einen guten Hausarzt! Er war es, der schon in seiner Praxis die Verdachtsdiagnose einer Pankreaserkrankung gestellt hatte und sie gleich zu uns schickte!«

Donnerwetter, dachte ich mir. Das ist mal eine Ansage. So einer will ich auch mal werden.

Und wenn Sie nun denken, ich schreibe das jetzt so dahin, weil es eine schöne Einleitung wäre – nein! Es war genau so. Und dieses Zitat hat sich bei mir festgesetzt. Und ab diesem Moment wollte ich Hausarzt werden und nichts anderes. Und ich blieb auf diesem Weg, auch wenn ich in meiner Facharztausbildung oft gefragt wurde, ob ich denn nicht der Klinik oder der Abteilung treu bleiben wolle.

Und so widme ich dieses Buch auch allen Studenten, Lernenden und Zweifelnden in dem immer schwieriger werdenden Studienfach Medizin, kommt doch Jahr für Jahr so viel Wissen dazu, was vermittelt und behalten werden will.

Mein letzter Famulus Julian sagte mir, dass man ihm an der Uni eingetrichtert habe: »Hausarzt: Das ist nur Erkältung und Grippe.«

Ich antwortete ihm:

Hausarzt ist ALLES zwischen Kopfläusen und Fußpilz.

Und was sich so alles **dazwischen** befindet, will ich nun mit einigen Geschichten aus meinem Berufsalltag erzählen.

Alle geschilderten Fälle sind in Namen, Alter und Berufen so verändert, dass sie anonymisiert dargestellt werden können. Auch tausche ich hin und wieder das Geschlecht, um diese Vertraulichkeit zu gewährleisten. Auch beziehen sich diese Geschichten nicht alleine auf meinen Niederlassungsort, sondern auch auf die vielen Stationen meiner ausgeübten Praxisvertretungen und den ärztlichen Bereitschaftsdienst.

Wenige Kapitel verzichten auf Anonymität, da ich von ihren Protagonisten autorisiert bin, deren Namen zu verwenden.

Dieses Buch soll in humorvoller und unterhaltsamer Weise Einblick in den Beruf des Hausarztes gewähren. Dabei spare ich aber auch nicht an Kritik, wenn es um unser Gesundheitssystem geht und die vielen Stolperfallen der ambulanten Medizin, in denen sich der Patient ohne den **Lotsen Hausarzt** nur schwer zurechtfinden kann. So gelangt er auf seiner Kreuzfahrt durch die ambulante Medizin sehr leicht in unruhigere Gewässer mit Sogwirkung, auch in Stürme, läuft vielleicht mal auf Grund oder geht gar über Bord.

Ich möchte mit diesem Buch auch werben für ein Wiedererwachen der »Händchenhaltenden Medizin«. Diese scheint nach meinen Wahrnehmungen in den letzten Jahren zunehmend verlorenzugehen.

»Die älteren Hausärzte, das waren noch Kümmerer«, erzählte mir ein Patient während einer Vertretung.

In unserem Beruf gibt es nicht nur Sonnenseiten. Ich möchte auch berichten über schwierige Situationen, eigene Niederlagen und Patienten, die eine Mischung darstellen aus Pschyrembel und Brockhaus.

Im Sinne einer gefälligen Lesart wähle ich überwiegend eine genderneutrale Schreibweise.

Der Titel des Buches bezieht sich auf ein typisches Patientenzitat, das wir Ärzte täglich mindestens einmal zu hören bekommen und was bei meinen Kolleginnen und Kollegen mit Sicherheit ein Schmunzeln hervorrufen wird.

Und wenn dieses Buch einige studentischen Leser dazu ermutigen würde, Hausarzt zu werden, wäre es mir eine Freude. Mein letzter Famulus in eigener Praxis trat bei mir unter dem Aspekt an, dass er nur noch diesen Schein brauche, um sich zum Examen anmelden zu können. Er wolle auf jeden Fall **Hautarzt** werden, sagte mir Julian zu Beginn der Famulatur. Nach seiner Zeit bei mir hat er nur einen Buchstaben gewechselt in seinem Berufswunsch und ist jetzt auf dem Weg zum **Hausarzt**.

2. Digitale Vergiftung im Sprechstundenalltag

Oft wende ich in meinen therapeutischen Überlegungen einen Lehrsatz meines Famulatur-Professors in Oldenburg an, der mir einmal sagte: »Herr Sauer, vergessen Sie **nie** das große Geheimnis der Medizin, nämlich auch mal **nichts** zu tun!«

Heute nennt man es neudeutsch »waitful watching«.

Für mich war dieses fürsorgliche Beobachten immer ein Teil meines ärztlichen Handelns, weil ich mit meiner zunehmenden beruflichen Erfahrung immer öfter die Selbstheilungskräfte des Patienten mit ins Boot geholt habe.

Hierbei ist es wichtig, den Patienten mit einer positiven Botschaft zu entlassen, zum Beispiel sage ich bei der Verabschiedung von Patienten immer wieder gerne:

»Sie werden sehen, heute Abend geht es Ihnen schon besser!«

Dies ist ein Befehl an das Immunsystem des Patienten und unterstützt den Placebo-Effekt, den wir Ärzte viel zu wenig nutzen. Es ist unsere Aufgabe, den Patienten mit Hoffnung und Zuversicht zu entlassen, weil diese den Heilungsverlauf unterstützen können.

Gerade in Zeiten einer digitalen Vergiftung, wie ich es in Patientengesprächen gerne bezeichne, kommen die Patienten schon durch das Internet vordiagnostiziert zu mir. Oft haben sich bereits Berge von Erkrankungen in deren Köpfen aufgebaut. Die Patienten befürchten bereits eine Tumorerkrankung. Nämlich genau dort, wo es gerade zwickt. Diese – meist jugendlichen – Patienten muss ich dann erst mal von ihrer Angst befreien und ihnen erklären, dass sie ja wieder nach langer Winterpause mit dem Training begonnen haben und die Grätsche gegen den Ball auf dem kalten Rasen eher eine Muskelzerrung im Oberschenkel ist als der befürchtete Hodenkrebs.

Hier bedarf es guter Nerven des Arztes, sind die Patienten doch schon so in ihrer Google-bedingten Angst derart gefangen, dass sie das erst noch mal von einem Urologen abgeklärt haben wollen, statt dem guten alten Hausarzt zu vertrauen: »Sie sind ja nur Hausarzt, der Urologe ist aber Facharzt!«

In der Tat gab es schon in meiner Ausbildungszeit Ende der 70er Jahre den medizinischen Begriff der **Digitalisvergiftung**! Das bezog sich auf eine Überdosierung von sogenannten Digitalispräparaten, die zur Erhöhung der Herzleistung eingesetzt wurden. Bei älteren Menschen mit eingeschränkter Nierenfunktion führte die regelmäßige Einnahme dieser Präparate zu Unwohlsein, Übelkeit, langsamem Herzschlag, Farbensehen und Schwindel.

Heute bekomme **ich** solche Symptome, wenn die digital vergiftete jüngere, aber auch mittelalte Generation mit ihren Hiobsnachrichten aus dem Internet in die Praxis kommen und von Krankheiten erzählen, die ich noch gar nicht kenne.

Gelassenheit ist eine Eigenschaft, die ich zunehmend in den heutigen Generationen vermisse. Einfach auch mal nichts tun! Abwarten. »Geht das auch von alleine wieder weg? Wo kann ich mir das geholt haben? Ach ja! Ich war ja im Wald, hab' Holz gemacht und geschwitzt.«

Ich beobachte, dass Patienten vergessen haben, dass es so etwas wie Muskelkater gibt. Dass Gartenarbeit im Frühjahr nach einem

Winter auf dem Sofa Gelenk- und Rückenschmerzen verursachen kann und nicht gleich einen Bandscheibenvorfall.

Wir leben heute in einem Zeitalter der schnellen und digitalen Information. Und oft ist es leichter, dem gedruckten Satz zu glauben als dem Satz des erfahrenen Mediziners.

Ich empfinde dies als eine neue oder andere Art des Aberglaubens.

3. Vom Glaubensverlust in der Medizin

Hatte man uns früher als Kinder noch ins Bett gelegt, wenn wir mal krank wurden, mit dem Befehl der Mutter: »Leg dich ins Bettchen und werde wieder gesund!«, so war das ein Befehl an unser Immunsystem. War man nach etwa sieben Tagen nicht gesund, kam der Hausarzt.

Hat heute das Kleinkind zwei Stunden Fieber, dann sind die jungen Eltern so verzweifelt, dass sie den Kinderarzt oder den ärztlichen Bereitschaftsdienst aufsuchen, weil: »Das Kind muss doch abgehört werden!« Oder ich höre die russlanddeutsche Mutter im ärztlichen Bereitschaftsdienst:

»War ich heit moje mit meine Kind bei Kinderärztin, hat sie verschribbe Antibiotik. Hat mei Kind trunke von die Medizin, iss nit worre besser!«

Ja, hier hat ein Paradigmenwechsel stattgefunden. Haben früher die Eltern noch Eigenverantwortung übernommen, sich auf Selbstheilungskräfte ihrer Sprösslinge verlassen, so rennt man heute gleich zum Doktor und legt diesem die Verantwortung auf seine Schultern. Wir wissen heute, dass Kleinkinder in ihrer Entwicklung acht bis zehn Infekte im Jahr haben und auch brauchen, um deren Immunsystem zu adaptieren. Wachstumsschübe können Fieber verursachen. Fieber ist nicht immer nur ein Hinweis auf Krankheit, sondern hat auch eine Heilkraft.

Immer wieder kamen Eltern oder besorgte Mütter zu mir: »Herr Doktor, unser Kind ist erkältet! Wir fahren übermorgen in Skiurlaub, bitte schreiben Sie ein Antibiotikum auf.«

Ich kenne leider Kollegen, die das gemacht haben, einfach um die nervenden Eltern zu beruhigen und sich selbst dadurch aus der Schusslinie zu bringen, denn diese Eltern kamen erst mal die nächsten acht bis zehn Tage nicht wieder …

Aber zu was hat diese Haltung geführt? Wie leichtfertig hat die Ärzteschaft (mich eingeschlossen in den frühen Jahren in eigener Praxis) Antibiotika verschrieben? Wie leichtfertig wird es in der Massentierhaltung verwendet, es gelangt über die Abwässer wieder in unser Trinkwasser, und wir haben Antibiotikaresistenzen entwickelt, die bereits fatale Folgen in Klinik und Praxis haben. Die Zahl der Toten kennt die Statistik. Nach Informationen des Robert-Koch-Institutes (RKI) von 2018 erkranken derzeit in Deutschland jährlich knapp 55.000 Menschen an Infektionen durch antibiotikaresistente Erreger und über 2.400 Menschen sterben daran. Auch die WHO schlägt Alarm: Einem Bericht von 2019 zufolge könnten bis 2050 zehn Millionen (!) Menschen pro Jahr an Infektionen mit resistenten Bakterien sterben.

Eine Pest des 21. Jahrhunderts?

Was ich sagen will: Liebe Eltern, liebe Erwachsene! Übernehmt wieder mehr Selbstverantwortung. Übt euch in Gelassenheit. Glaubt wieder mehr an Selbstheilungskräfte. Aktiviert diese, indem ihr eurem Körper den Befehl gebt: »Morgen ist es schon besser, übermorgen weg!« Oder nehmt den Satz so mancher Kriegswitwe, die selten

Zeit hatte, sich um ihre Zipperlein zu kümmern: »Das ist von selbst gekommen, das geht auch von selbst wieder weg!«

Albert Schweitzer, den die älteren von uns noch kennen als den »Urwaldarzt« von Lambarene sagte einmal:

»In jedem Patienten steckt ein innerer Arzt! Wir müssen diesen nur in uns wecken und mitarbeiten lassen.«

Die 68-jährige Helene Lehmann war an einem Brustkrebs erkrankt. Ich sagte ihr, dass sie auch fest an die Heilung glauben müsse, dann könne diese auch leichter herbeigeführt werden. Ihre spontane Antwort darauf: »Wenn ich nicht glauben würde, wäre ich schon nicht mehr da. Der Glaube war meine Heilung!«

Das negative Denken sollte aus meiner Sicht abgelöst werden von positivem Denken. Ich bemerke zunehmend in unserer heutigen Gesellschaft und natürlich bei meinen Patienten die Folgen der medialen Berichterstattung, die uns mit schlechten Botschaften überhäuft. Gleichzeitig sind wir dauerhaft online, das heißt dauerhaft auf Empfang geschaltet! Was macht das mit uns, mit unserem Gehirn, mit unserem Denken?

Negative Botschaften überfluten uns, verdrängen positives Denken. Die Angst frisst sich in unsere Gedanken, und Angst kann krank machen. (Siehe hierzu auch das Kapitel »Angst essen Seele auf«.)

Auch halte ich die abendlichen Wettersendungen im Fernsehen für fragwürdig im Hinblick darauf, was denn das Wetter mit den Zuschauern morgen so alles anstellen werde. Ich denke da an die Sendung »Alle Wetter« im dritten hessischen Fernsehprogramm, die allabendlich zu wissen scheint, welche Patienten mit welchen Krankheiten morgen unter dem Wetter zu leiden haben werden.

Das, lieber Hessischer Rundfunk, sind Nocebo-Botschaften! Was wird der rheumakranke ältere Patient oder die herzschwache Oma denken? »Oje! Morgen wird es mir schlecht gehen, da bleibe ich am besten im Bett, oder ich verzichte auf meine tägliche Laufrunde.« Warum muss das Fernsehen solche Botschaften in die Öffentlichkeit tragen?

Ich sehe keinen Sinn darin!

Meine Botschaft würde in etwa so lauten:

»Morgen zieht ein kurzes Regengebiet über Hessen mit teils stürmischen Böen, zwischenzeitlich kann sich kurz die Sonne zeigen, aber es bleibt ungemütlich, und die Temperaturen werden wieder einstellig. Machen Sie es sich zu Hause gemütlich, freuen Sie sich einmal auf einen Mittagsschlaf, oder versuchen Sie es trotz des Windes mal mit einem Spaziergang im Regen und Sturm. In richtiger Kleidung kann dieser zu einem Naturerlebnis werden, und Sie freuen sich wieder auf Ihr warmes Zuhause.«

Angsterkrankungen waren in den Nachkriegsjahren an der Tagesordnung, Sie wurden aber kaum behandelt, weil das Wissen von heute fehlte.

Heute sind Angsterkrankungen, oft gehäuft mit Depressionen oder »Ausschöpfung« (wie ich das »Burnout-Syndrom« gerne nenne), an der Tagesordnung und eine Seuche unserer »Onlinegesellschaft«. (Siehe hierzu auch Der Spiegel 1/11: Ausgebrannt. Das überforderte Ich. Oder Die Zeit 28/2010: Arbeiten, bis der Arzt kommt. Das Burnout wird zur Volkskrankheit.)

Schon vor mehr als zehn Jahren wussten wir um die Schädlichkeit unserer zunehmenden Dauererreichbarkeit, und die Medien berichteten darüber sehr ausführlich.

Wir entladen täglich unseren Akku, ohne ihn durch Auszeiten oder bewusstes Abschalten wieder aufzuladen. Würden wir uns so behandeln wie unser Handy, das wir allabendlich wieder aufladen, ginge es uns sicher besser.

Unser Akku bleibt leer, und wir geraten aus dem Tritt. Herzstolpern ist ein Signal, was auf unsere Überlastungen hinweisen kann. Viele der Herzrhythmusstörungen benötigen keinen Kardiologen, sondern einen Arzt, der zuhört und fragt.

Und wenn man dann noch seinen Rat befolgt wie:

Kurzurlaube, autogenes Training, Meditation, Sport, echte AUSzeiten, sowohl digital als auch räumlich, dann wäre dies eine Erholung für Körper und Seele, und das Herz schlägt wieder synchron und ist nicht mehr aus dem Tritt.

Ich sage oft in meinen Patientengesprächen, man möge doch die Festplatte mal wieder reinigen und Altdateien löschen. Insbesondere bei Altlasten, die man aus der Familie oder seiner Kindheit schon Jahre mit sich rumschleppt.

Ein iranisches Sprichwort besagt:

> *Die Krankheit von heute*
> *ist nur die Überschreitung*
> *der Naturgesetze von gestern.*

Ich meine, darüber lohnt es sich, nachzudenken.

Und über eine neue Kultur der **positiven Selbstfürsorge**!

Auch über die Kunst des Müßiggangs im digitalen Zeitalter.

4. Der Placebo-Effekt

Mike ist 15 Jahre alt. Er war vor zwei Wochen schon einmal bei mir, weil er sich so traurig fühle, sich an den Unterarmen ritze und er am liebsten nicht mehr am Leben wäre, wie er mir auf meine Fragen mitteilte.

Meine Anamnese ergab, dass ihm jetzt erst bewusst werde, vaterlos aufgewachsen zu sein. Seine Kindheit sei anders gewesen als die seiner Schulfreunde. Er habe seine Freunde beneidet, dass diese auf noch eine Bezugsperson zurückgreifen konnten.

Ich führte ein entlastendes Gespräch und verordnete ihm ein Antidepressivum.

Zwei Wochen später bekommt er in der Schule eine Panikattacke, wird in der Praxis in Begleitung seiner Mutter vorstellig.

Er sitzt zitternd vor mir, in sich zusammengesunken, spricht so leise, dass ich ihn kaum verstehe.

Ich veranlasse eine Infusion mit dem Zusatz einer halben Ampulle Diazepam (einem Angstlöser und Beruhigungsmittel), lege sie ihm an, sage ihm, dass es ihm gleich besser gehe und ich nachher noch mal nach ihm schauen werde.

Als ich nach 20 Minuten den Infusionsraum betrete, liegt er tiefenentspannt auf der Liege, atmet ruhig und regelmäßig. Es gehe ihm wieder gut, sagt er, die Unruhe sei weg, und er spüre eine Entspannung.

Als ich den Raum verlasse, winkt mich die Arzthelferin Vera ganz aufgeregt zu sich. Sie sagt, ihr sei etwas Schlimmes passiert, sie habe vergessen, die halbe Ampulle Diazepam in die Infusion zu füllen.

Ich beruhige sie und sage, dass es ein schlimmer Fehler gewesen wäre, wenn sie etwas anderes als Diazepam der Infusion zugemischt hätte. Sie habe aber gar nichts der Infusion zugesetzt, also konnte sie dem Patienten auch keinen Schaden zufügen.

»So hast du jetzt alleine durch deine Anwesenheit und die von dir vorbereitete Infusion Mike ein Zeichen der Zuwendung gegeben und ihm damit schon geholfen.«

Vielleicht war auch meine Aussage, dass es ihm gleich besser gehen würde, eine positive Botschaft an sein Schaltzentrum im Kopf.

5. »Der Doktor verschreibt Gift!« *Oder:* Der Giftschrank des Apothekers

Im zweiten oder dritten Jahr meiner Landarzttätigkeit wurde ich immer häufiger mit Palliativpatienten konfrontiert und zu Sterbenden gerufen. Oft hatte ich Wochenenddienst. Auf dem Lande hatten wir von montags acht Uhr bis samstags zwölf Uhr Dienst für unsere eigenen Patienten, rund um die Uhr. Erst am Wochenende wechselten die Kollegen am Ort sich einander ab. Verstarb der Patient eines anderen Arztes, oblag mir die sogenannte Leichenschau, sprich: die gesetzliche Todesfeststellung.

Immer wieder schaute ich in noch im Tod schmerzgeplagte Gesichter. Ich war erstaunt, dass selbst nach dem Ableben des Patienten der Schmerz noch im Gesicht ablesbar war. Auf die Frage an die Angehörigen, ob denn der Verstorbene keine Schmerzmedikation erhalten habe, erhielt ich oft verzweifelte Antworten, es sei nur Paracetamol oder Novalgin verschrieben worden.

Dies war mir unverständlich, hatte ich doch aufgrund meiner allgemeinmedizinischen Ausbildung in der Chirurgie, Gynäkologie und der Inneren Medizin auch schon viel Erfahrung mit onkologischen und sterbenden Menschen gesammelt. Insofern fing ich schon im ersten Jahr meiner Praxistätigkeit damit an, Morphine oder Opiate zu verschreiben. Diese mussten über ein besonderes Rezept, welches dreifach ausgefüllt werden musste, verschrieben werden.

Der alte Apotheker am Ort hatte damit bislang wenig Erfahrung und kommentierte mein Rezept dem Angehörigen gegenüber: »Oh! Da muss ich erst an den Giftschrank!«

Diese vielleicht humorvoll gemeinte, aber doch unbedachte Äußerung des Apothekers führte nicht unbedingt dazu, dass sich Angehörige und Patienten gut aufgehoben fühlten bei dem neuen Doktor, wenn er doch Gift verschrieb.

In der Sterbebegleitung setzte ich von nun an diese Medikamente ein und durfte dabei beobachten, wie friedlich und entspannt meine Patienten hinübergleiten durften in die andere Welt, dabei schmerzfrei waren und in einem tiefen Dämmerzustand. Auch nach dem letzten Atemzug blieb das Gesicht entspannt, ja, ich hatte sogar den Eindruck, ein zufriedenes Lächeln zu entdecken. Und auch für die Angehörigen wurde das Begleiten auf dem letzten Weg dadurch erleichtert. Sahen sie doch, dass Schmerz oder Todesqual gar nicht vorhanden waren, sondern ein natürlicher Prozess ein friedvolles und vor allem würdiges Ende nahm.

6. Der Pfarrer mit dem Motorrad

Ich war sechs oder sieben Jahre alt, als mich mein Vater, Pfarrer in Geisenheim im Rheingau, auf dem Motorrad mitnahm zu einer Aussegnung auf einem Weingut. Der oder die Verstorbene lag aufgebahrt im Hof des Hauses – der Sarg offen. Mein Vater sprach Worte, die ich nicht verstand.

Was ich aber wohl damals schon verstand: Dies war ein natürlicher Vorgang, etwas, das man heute als Ritual bezeichnen würde.

Ich hatte also als kleiner Pimpf schon Zugang zum Tod, dem natürlichen Ende unseres Daseins.

Als mein Opa starb, war ich acht. Ich durfte ihn auf seinem Sterbebett sehen. Als mein Vater starb, war ich zehn. Meine Mutter führte mich behutsam zu ihm und sagte: »Erschrick nicht, dass er so blau im Gesicht ist.« Ich erschrak nicht, weil ich vorbereitet war. Es war wieder ein weiterer Schritt eines natürlichen Umgangs mit dem Tod. Seine Beerdigung war ein lokales Großereignis. Die Gemeinde erhob sich, als die trauernde Familie Einzug hielt ins Kirchenschiff. Honoratioren der evangelischen Kirche hielten Reden. Der Weg von der Kirche zu seiner Ruhestätte war sehr lang, und ich lief mit Mutter und meinen drei Brüdern hinter dem Sarg her.

Aus meiner heutigen Sicht ein völlig normaler Vorgang und eine frühe Hinführung an das Ende, an den Tod.

7. Die Hausschlachtung

Als junger Landarzt in den 1980er Jahren oblag es mir, regelmäßige Hausbesuche über Land zu fahren. Ich hatte neben der Kernstadt 16 Ortsteile zu betreuen. Freitags hatte ich keine Frühsprechstunde, sondern fuhr etwa vier bis fünf Stunden über Land und besuchte die alten und pflegebedürftigen Patienten. Was mir dabei im Dorfleben auffiel und was ich aus meiner Jugend im Rheingau, also einer Weingegend, nicht kannte, waren die halben Schweinehälften, die wie selbstverständlich für jeden sichtbar, auch für Kinder, zum Ausbluten vor den Schlachthäusern oder Höfen hingen.

Es gehörte wie die Heuernte einfach zum dörflichen Leben. Und das Schlachten und Wurstmachen war auch soziale Interaktion, ein kleines Fest, ein Stück lokaler Kultur. Nachbarn bekamen Wurstsuppe, der Arzt ein Stück Fleisch oder die »aale Worscht« vom letzten Jahr, denn die Lager mussten ja wieder frei werden.

Das, was ich hier so aus meiner Erinnerung skizziere, ist ein Stück gelebter Realität. Die Hausschlachtung hat heute ausgedient, weil Qualitätsnormen uns weiszumachen versuchen, dass das, was früher war, nicht mehr leitliniengerecht ist, sprich: nicht mehr heutigen Hygienestandards entspricht.

(Nebenbei: Ich frage mich oft, wie meine Generation Jahrgang 1949/50 diese Zeit überhaupt hat überleben können mit fehlenden Verfallsdaten und einer fingerbreiten Schimmelschicht in den Marmeladengläsern.)

Warum Hausschlachtung und der Pfarrer auf dem Motorrad?
Weil der Pfarrerssohn den Tod auf seine Weise kennenlernt und der Dorfbub den Tod auf eine andere Weise.
Und jetzt komme ich zu einem Thema, was mich immer wieder beschäftigt hat in meinem dörflichen Praxisalltag:
Die Kinder hier kannten den Tod des Schweines. Diese Wahrnehmung endete aber beim Tod des Opas, der Oma, des Paten, der Tante oder sogar eines Elternteils.
In Angehörigengesprächen habe ich immer darauf hingewiesen, wie wichtig es sei für die Kinder oder Enkel, am offenen Sarg Abschied zu nehmen. Die entsetzte Reaktion der Angesprochenen überraschte mich immer wieder:

»Um Gottes willen, nein! Herr Doktor, wo denken Sie hin. Das wollen wir unseren Kindern/Enkeln nicht antun!«

So in etwa der stets gleiche Wortlaut. So sehr war der menschliche Tod außen vor, dass er den Kindern/Enkeln nicht zugemutet werden durfte. Der Schweinstod aber schon.

8. Frau von Bockelbrink

Frau von Bockelbrink war 96, als sie beschloss, zu sterben. 1946 kam sie nach den Kriegswirren aus Ostpreußen in den Vogelsberg, wo ich sie seit meiner Niederlassung regelmäßig betreute. Frau Schmier war ihre Tochter und die Hebamme bei der Geburt meines Sohnes Moritz 1984. Diese war mittlerweile im Ruhestand und pflegte ihre inzwischen bettlägerige Mutter. Eines Tages stellte die Adelsdame ihre Nahrungsaufnahme ein. Sie tat dies mit Würde und Anstand. Sie hielt die Lippen verschlossen, wenn man ihr Essen anbot, und ließ sich nur ihren Mund mit einem nassen Wattetupfer befeuchten. So schlummerte sie ihrem Ableben entgegen, völlig schmerzfrei und mit sich im Reinen.

An einem Wochenende klingelte das Telefon so gegen Abend, sechs Uhr:

»Herr Doktor, meine Mutter ist soeben ganz friedlich eingeschlafen, könnten Sie vorbeikommen?«

Ich: »Ja, natürlich komme ich. Würde es Ihnen was ausmachen, wenn ich meinen Sohn Moritz mitbringe?«

Sie nach längerem Schweigen in der Leitung: »Nein. Wenn Sie meinen, Herr Doktor …?«

Ich fahre bei einbrechender Dunkelheit mit meinem damals sechsjährigen Sohn zu Frau Schmier, erzähle ihm, dass deren Mutter ganz friedlich eingeschlafen und jetzt tot sei. Ich als Arzt müsse da jetzt hin, um den Tod festzustellen.

Dort angekommen, lag Frau von Bockelbrink erlöst in ihrem Bett, die Hände gefaltet, darin ein Sträußchen gelber Narzissen. Ein Kerzenlicht flackerte von ihrem Nachttisch, und die gesamte Atmosphäre empfand ich als einfach wohltuend und friedvoll. Ein Lebenskreis hatte sich geschlossen. Das Sterben der Mutter wurde für mich zu einem würdevollen Abschluss einer langen Patientenbegleitung. Und dass mein Sohn dabei sein konnte, schließt einen Kreis meiner eigenen Sozialisation.

9. Die Lebensgemeinschaft

In unserer Region gibt es zwei anthroposophische Lebensgemeinschaften, in denen Menschen mit Behinderung zusammen mit
Hauseltern, Heilerziehungspflegern und FSJlern in Hausgemein-
schaften leben.

Auch hier durfte ich einige Patienten begleiten, obwohl diese Einrichtung auch über einen eigenen Arzt verfügt.

Herr Aumüller und seine Frau Gudrun lebten alleine in der Wohnung des Dorfhausmeisters. Unser Kontakt war eng, kam Herr Aumüller doch vom Rhein wie ich:

»Herr Doktor! Wer wie ich am Strom groß geworden ist, kann
ohne den Fluss nicht mehr leben.«

Und ihn zog es zweimal im Jahr an den Mittelrhein nach Bop-
pard oder Bacharach, wo er sein Weinchen trank und den ganzen
Tag auf einer Bank am Ufer sitzen und dem Schiffstreiben auf dem
Rhein zusehen konnte. Als 1984 unser Sohn Moritz geboren wurde, schenkte uns Familie Aumüller einen Originalteddybären der
Firma Steiff® und 1986 zur Geburt unserer Tochter Friederike wieder ein Kuscheltier dieser Firma, diesmal einen Pandabären. Fortan
waren diese Stofftiere ein nicht wegzudenkendes Familienmitglied

und nächtlicher Begleiter oder auch mal Trostspender in den Betten der Kinder.

Irgendwann starb Herr Aumüller. Die Kinder waren bereits fünf und sieben Jahre alt. Nun ist es in dieser Lebensgemeinschaft so, dass der Verstorbene in einem von Blumen überfluteten Raum aufgebahrt wird, Kerzen brennen, und durch die bunten Fenster fallen warme und bunte Sonnenstrahlen. Der Sarg ist offen, ein transparentes Seidentuch liegt über dem Gesicht des Verstorbenen. Der Sarg selbst ist auch mit Blumen ausgelegt. Es gibt eine Liste, in der sich Freunde und Weggefährten des Verstorbenen eintragen dürfen, um eine Totenwache zu halten, die drei Tage durchgeführt wird. Jeweils nach einer Stunde löst man sich ab, auch nachts. Die Totenwachen lesen aus der Bibel, tragen Gedichte vor oder erinnern im stillen Dialog mit dem Verstorbenen sein Leben.

Die Blumenpracht, das warme Licht in dem holzgetäfelten Saal mit seinen vielen brennenden Kerzen, in der Mitte der offene Sarg. Das ist so ein friedvoll zarter Anblick, dass ich spüre, hier verliert der Tod von seinem Schrecken.

Natürlich ging ich auch mit meinen Kindern an den Sarg von Herrn Aumüller. Ich erklärte ihnen: »Das ist der Onkel, der euch die Teddys zu eurer Geburt schenkte.«

Auch heute erinnern sich meine Kinder an diesen Moment als sehr friedvoll und nicht beängstigend.

Hierbei fällt mir ein Zitat von Hermann Hesse ein:

Der Tod ist der Horizont unseres Lebens,
doch der Horizont ist nur das Ende unserer Sicht.

10. SterbeHILFE!

Unsere Gesellschaft bildet seit Jahrhunderten Geburtshelfer aus, die Hebammen.

Diese helfen dem hilflosen, kleinen Wesen, auf die Welt zu kommen und seine ersten Atemzüge zu machen. Wir freuen uns über das immer wieder neue Wunder der Geburt. In fröhlichen Anzeigen und Pinkelpartys der Väter wird die Ankunft des Sohnes oder der Tochter gefeiert.

Die Geburt ist aber auch eine »Geburt des Sterbens«. Denn das neue junge Leben hat nur das eine Ziel: den Tod.

Doch diesen blenden wir zeitlebens überwiegend aus.

Ich erinnere meine Jugend: ein Karussell des Hochgefühls. Schule, Freunde, feiern, reisen, trinken, leben, rauchen – als gäbe es kein Morgen. Der Gedanke an Tod betraf mich noch nicht, meine Freunde auch nicht. Vielleicht meine Mutter, die zu diesem Zeitpunkt erst 57 Jahre alt war. Und als ich 1980 mit einem VW-Bus und zwei Freunden durch Südamerika fuhr, rief ich sie zu ihrem 65. Geburtstag aus Santiago de Chile an über Satellitentelefon. Drei Minuten für 30 US-Dollar, die Verbindung immer unterbrochen von »einer langen Leitung«.

Damals war ich im Hochgefühl des Lebensrausches – alles ist möglich: wenn du es willst!

Hab die richtigen Ideen, such dir die Freunde dazu, und lebe deine Träume. So war mein Denken als Student. Und ich habe mir die richtigen Freunde gesucht. Ob auf dem Landweg nach Nepal 1972. Mit T2-VW-Bus durch die Sahara nach Kamerun, in das Geburtsland meiner Mutter 1975/76. Oder eben 1980 durch Südamerika. Peter, Klaus und ich waren Studienkollegen aus Marburg, und uns gehörte die Zukunft.

Ein Nachdenken über das Sterben oder den Tod gab es mal am Lagerfeuer auf Feuerland beim Betrachten des riesigen und flirrenden Sternenhimmels, der uns zum Greifen nahe schien. Die Zigarette in der Hand, den Becher mit argentinischem Rotwein gefüllt, aus den Autolautsprechern die Musik von Pink Floyd, »Dark Side of the Moon«, oder Schuberts »Unvollendete«. All das waren magische Momente, in denen das Thema Sterben oder Tod auch mal Inhalt unserer Männergespräche wurde. Aber immer mit dem Tenor (zumindest bei mir): Davon sind wir noch weit entfernt.

Erst im Rahmen meiner klinischen Ausbildung in Oldenburg wurde ich zunehmend mit Tod und dem Thema Sterben konfrontiert.

Es war 1981, als ich meine chirurgische Ausbildung begann. Die Hierarchie in den Kliniken war vom Chefarzt geprägt, und dieser forderte uns junge Assistenten auf, niemals den Patienten zu eröffnen, dass sie Krebs hätten. Bei seinen Chefvisiten sagte er seinen Patienten: »Wir haben alles gut rausoperiert, alles ist weg. Alles wird gut!«

Heute weiß ich: Es war zunächst mal eine gute Botschaft. Sie machte auch Hoffnung. Aber sie war nicht ehrlich.

Und das ging sehr gegen mein damaliges Denken: Der Arzt muss ehrlich sein, offen! Darf den Patienten nicht belügen!

Heute, 40 Jahre später, blicke ich differenzierter auf mein Berufsleben zurück:

Der Arzt sollte ehrlich sein.
Nicht alles, was er weiß, muss er sagen.
Aber das, was er sagt, sollte wahr sein.

Doch zurück zu meiner frühen Ausbildung zum Allgemeinmediziner in Oldenburg. Tags darauf machte ich dann mit der Stationsschwester alleine Visite bei derselben Patientin.

Frau Grothrian-Lange, die wir vor vier Tagen operiert hatten, fragte: »Was habe ich denn nun, Herr Doktor?«

Ich: »Warum fragen Sie, der Chefarzt hat Ihnen doch gesagt, dass alles gut ist und wir alles rausoperiert haben!«

Sie: »Herr Doktor! Ich spüre doch, dass hier etwas nicht stimmt und ich belogen werde.«

Ich: »Frau Grothrian-Lange, Sie haben einen seltenen, aber nicht gutartigen Tumor der Gallenblase.«

Daraufhin streckte sie die Hände in Richtung der Zimmerdecke, faltete diese zu einer Gebetsfaust und sagte laut:

»Endlich! Endlich hört diese Ungewissheit auf!«

Was ich mit dieser Episode erzählen will:

Es war meine erste Konfrontation mit dem Tod oder Sterben als junger Arzt. Das Bedürfnis der Patientin nach Wahrheit und Ehrlichkeit und die Unfähigkeit von uns Ärzten, ehrlich und aufrichtig zu sein. Aber auch die Spiegelung unserer Unehrlichkeit durch die

Patienten: Wir sind unaufrichtig, wir sagen nicht die Wahrheit. Genau das haben wir mit unserer Mimik unbewusst der Patientin gespiegelt. (Heute sprechen wir von Spiegelneuronen.)

Seither war für mich Ehrlichkeit im Patientengespräch sehr wichtig. Auch wenn es um damals noch deutlich tabuisierte Themen wie Sterben ging.

Auf der chirurgischen Station war ich auch gleichzeitig Onkologe. Ohne jegliche Ausbildung. Wir legten venöse Zugänge und ließen hochtoxische Chemotherapie in periphere Venen einlaufen, während die Patienten Kühlmasken auf dem Kopf trugen, um dem Haarausfall vorzubeugen.

Zu dieser Zeit wurden auch geriatrische Patienten mit Schenkelhalsfrakturen nicht operiert, sondern lagen vier bis sechs Wochen unoperiert auf Station, bis der alte Knochen Kallus bildete oder der alte Mensch an einer Lungenentzündung verstarb. Unser einziges Antibiotikum, das intravenös anzuwenden war, hieß Vibravenös®.

Heute bekommen 99-jährige Demenzkranke, die aus dem Bett fallen, eine Hüftoperation, der Knochen wird genagelt. Wir haben ja als Ärzte nur das Helfen gelernt, das Verlängern des Lebens. Keiner in meiner Ausbildung hat mich gelehrt, dass eine Sanduhr auch mal leerläuft, dass also der Tod zu unserem Leben gehört.

Ich bekam immer nur eine Überlebensausbildung. Nie eine Ausbildung angeboten: Was tun wir Ärzte eigentlich, wenn wir nichts mehr tun können?

Und da fällt mir jetzt der kleine Timo ein.

11. Timo und die Muschel vom Indischen Ozean

1984 war ich frisch niedergelassen in einer Landarztpraxis im Vo-
gelsbergkreis. Kaum vier Monate in eigener Verantwortung und
eigener Praxis wurde ich mit einem besonderen Fall konfrontiert:

Der damals 11-jährige Timo klagte über Schmerzen im rechten
Oberschenkel. Nun sind dieserart Beschwerden im Wachstumsalter
nicht selten, aber sicherheitshalber veranlasste ich eine Röntgen-
aufnahme. Diese erbrachte die schlimme Gewissheit, dass Timo an
einem Sarkom erkrankt war, einem bösartigen Knochentumor. Er
kam nach Gießen in die Uniklinik. Es begann der Kampf um den
Erhalt seines rechten Beines mit Chemo- und Radiotherapie.

Doch Timo verlor sein rechtes Bein. Was blieb, war die Hoffnung,
überhaupt zu überleben. Es begann ein erneuter Kampf, den die
Medizin auf dem Stand von 1984 verloren geben musste. Timo wurde nach Hause entlassen. Mir oblag nun die weitere hausärztliche
Betreuung, und ich übernahm die Sterbebegleitung zusammen mit
einem sehr einfühlsamen Pfarrer.

Im September machte ich meinen ersten Urlaub seit meiner Praxisgründung im Januar. Er führte nach Kenia. Ich fragte Timo vor
meiner Abreise, was ich ihm mitbringen dürfe, und er wünschte

sich eine Muschel. In Gedanken nahm ich Timo natürlich mit in den Urlaub und war ständig auf der Suche nach einer schönen Muschel. Die schönste und größte, die ich fand, war für ihn bestimmt.

Als ich sie ihm zwei Wochen später überbrachte, war seine Erkrankung schon fortgeschritten und er sichtbar geschwächt. Aber er lächelte, und man spürte eine sichtbare, stille Freude.

Er führte die Muschel zu seinem Ohr und sagte, er höre das Meer rauschen.

Nur wenige Tage später verstarb der inzwischen 12-jährige Timo.

Warum erzähle ich diese traurige Geschichte? Weil sie in einem solchen Buch und für andere Menschen sehr wichtig sein kann.

Ich spürte damals meine Hilflosigkeit als junger Arzt, meine Nöte im Umgang mit dem kleinen Patienten und seinen Eltern. War ich doch ausgebildet zum Heilen und zum Helfen.

Sterbebegleitung sah meine Ausbildung nicht vor.

12. Klinisches und palliatives Dilemma. *Oder:* Vom Tod meines Freundes

Mein mir sehr nahestehender Freund André erkrankte im August 2020 an einem Tumor der Bauchspeicheldrüse. Er war lange wegen unklarer Durchfälle im Krankenhaus. Man behandelte ihn auf Divertikulitis, eine Entzündung der Ausbuchtungen des Dickdarmes.

Nun ist es in unserem Gesundheitssystem seit 2004 so, dass Krankenhausbehandlungen nach sogenannten DRG-Fallpauschalen abgerechnet werden. Das heißt, die Krankenhausentgelte richten sich nach Art und Schweregrad der Erkrankung. Das Ziel der Krankenhäuser ist, möglichst früh zu entlassen, damit Gewinne erwirtschaftet werden können. Wir Mediziner sprechen von »englischen Entlassungen«, soll heißen: »blutige Entlassungen«. Lagen früher die operierten Patienten bis zum Entfernen der Fäden im Krankenhaus, werden diese heute auch mal mit durchgebluteten Verbänden entlassen. »Den Rest macht der Hausarzt«, heißt es dann auf der Station. Und der Hausarzt übernimmt zum Nulltarif die Arbeit der Kliniken. Waren früher die Entlassungsbriefe recht einsilbig, was die Diagnosen anging, so sind diese heute ein Sammelsurium von Diagnosen und stattgefundenen Ereignissen der vergangenen 20 Jahre! Das Ergebnis liest sich auf einer DIN-A4-Seite voller Diagnosen mit wenig Aussagekraft, führt aber zu einer verbesserten Vergütung für die Krankenhaus-AG. Es handelt sich hierbei um sogenannte Morbiditätszuschläge. Man wird also erfinderisch! Ich wurde schon skeptisch, als ich kurz nach Einführung der Fallpauschalen Anzeigen von großen Kliniken im Deutschen Ärzteblatt las: **DRG- und ICD-Manager gesucht!**

ICD steht hierbei für Internationale Diagnose-Verschlüsselung.

Und jetzt zurück zu meinem Freund André.

Hätte man bei ihm ein bisschen mehr untersucht als nur ein Minimum, hätte man schon im August die Diagnose der bösartigen Erkrankung stellen können und nicht erst im November, als der Tumor schon weiter gewachsen war und Metastasen in der Leber nachgewiesen wurden.

Ein verantwortungsvoller Stations- oder Oberarzt hätte auch mal über den Tellerrand schauen können und nur zwei Tumormarker im Labor veranlassen können, die nicht viel gekostet hätten. Oder auch eine MRT-Untersuchung während des klinischen Aufenthaltes. Aber die kostet ja richtig Geld. Und dann legen wir drauf, denkt der Chef der Abteilung, der ja vor seinem Verwaltungschef mit schwarzen Zahlen gut dastehen will. Ein wirkliches Dilemma, was der qualitativen stationären Versorgung Schaden zufügt.

André wurde mit der Diagnose einer behandelten Divertikulitis entlassen. Alleine die Durchfälle hörten nicht auf. Stuhluntersuchungen erbrachten keine zielführenden Befunde. Der Hausarzt verzichtete auf einen Ultraschall. So wurde die eigentliche Diagnose nach hinten verschleppt. André nahm immer mehr an Gewicht ab. Erst eine Klinik in der Großstadt stellte die endgültige Diagnose. Eine anschließende Chemotherapie schwächte ihn weiter. Ich besuchte ihn an seinem Wohnort. Er war mit sich im Reinen. Guten Mutes, aber ohne Hoffnung. Ich sagte ihm, dass ich, wenn er mich am Ende des Weges brauche, jederzeit für ihn zur Verfügung stehen würde.

Regelmäßig rief ich bei ihm an und erfuhr, dass er jetzt palliativ betreut werde, er bekomme Tropfen und ein Nasenspray gegen die Schmerzen. Seine Frau war verzweifelt, sah sie doch täglich seinem körperlichen Abbau hilflos zu.

Im April 2021 kam sein Anruf: »Hermann – hilf mir, bitte!«

Diese drei Worte machten mir seine Verzweiflung klar. Ich setzte mich sofort ins Auto und fuhr zu ihm. Er war nur noch eine kleine lebende Hülle. Wog noch 30 Kilo. Mein Herz blutete, diesen liebenswerten Freund so jammervoll leidend sehen zu müssen. »Was hat denn die Palliativ so gemacht?«, fragte ich seine Frau.

»Die konnte ich immer anrufen, wenn irgendwas war. Aber ich habe ja alles selbst gemacht für André. Das Pflegebett haben sie mir jetzt besorgt und den Perfusor gegen die Schmerzen. Aber das Mittel ist sündhaft teuer. Kostet fast 1.000 Euro, und er bekommt Halluzinationen davon. Letzte Woche kam die Rechnung. 8.500 Euro, und die Ärztin war nur viermal in dieser Zeit da.«

Ich sagte ihr, dass in Pauschalen abgerechnet werde. Man müsse ja einen 24-Stunden-Besuchsdienst vorhalten und eine Fahrbereitschaft. Insofern sei der Betrag korrekt.

Was sich mir aber erneut gezeigt hat bei dieser Fallgeschichte:

Palliativmedizin reklamiert für sich »Schmerzfreiheit am Lebensende«, zumindest in öffentlichen Verlautbarungen. Das reicht mir aber nicht. Immer mehr habe ich in meinem Berufsleben erkennen müssen, dass die Palliativmedizin auch eine institutionelle Organisation darstellt, die Gewinne erwirtschaften will.

Ich will es bezeichnen als »Hilfe mit angezogener Handbremse«!

Bei meinem Fahrradfreund Hans, der in Heidelberg lebte und an Darmkrebs erkrankte, dort auch von einem Palliativteam betreut wurde, stellte ich mir die Frage:

Warum helfen sie ihm nicht beim Sterben? Statt sein Sterben zu verkürzen, verlängern sie dieses bisschen unwürdige Restleben.

Jeder weitere überlebte Tag löst eine erneute Fallpauschale aus. Ich schäme mich ein wenig für diesen Gedanken, wenn ich an mein palliatives Team denke, mit dem ich an meinem Niederlassungsort zusammenarbeitete. Da hatte ich das Gefühl, dass der Sterbewunsch des Patienten auch ernst genommen wurde.

Ich bin schon seit Jahrzehnten ein Fürsprecher der Sterbehilfe und habe immer Patienten trösten müssen, die beklagten, dass man in ausweglosser Situation erst in die Schweiz fahren müsse. Aber im wirklichen Krankheitsfall sei man dann dazu gar nicht mehr in der Lage.

In vielen verzweifelten Gesprächen mit Patienten, die einfach nur Gewissheit haben wollten, am Ende nicht alleine zu sein und jemanden an ihrer Seite zu haben, der ihnen aktiv beim »Einschlafen« hilft, spürte ich eine echte Verzweiflung.

Und ich erinnere die Kraft in den Händen von Frau Müller, die meine Hände so fest umklammerten als Zeichen ihres Dankes, weil ich versprach, ihr am Ende des irdischen Weges beizustehen. Solche Gesten vergisst kein Arzt, und ich appelliere an meine Kolleginnen und Kollegen: Lasst euch die Moral nicht von einem Ärztekammerpräsidenten vorschreiben. Lebt nach eurer eigenen Moral!

Helft den Lebenden. Aber helft auch den Sterbenden.
Wir haben genug Erste Hilfe geleistet.
Hier geht es jetzt um eine **letzte Hilfe!**

Jedenfalls erfreute mich das BGH-Urteil vom 3. Juli 2019, das den assistierten Suizid nicht unter Strafe stellt.

Ich empfehle jedem Leser, sich das Kammerspiel GOTT von Ferdinand von Schirach anzusehen.

Denn wem gehört unser Sterben, wenn nicht uns?

13. Wie der Staatsanwalt gegen mich ermitteln wollte

Theresa Unterleitner lebte alleine in ihrem Haus. Es war eines der typischen kleinen Einfamilienhäuser, wie sie nach dem Krieg für oder von den Ostflüchtlingen gebaut wurden. Da sie seit langer Zeit verwitwet war, alterte das Haus so vor sich hin. Die Außentreppe war instabil, die Tür ließ sich nur schwer und knarzend öffnen. Der Flur war dunkel, die alten Tapeten lösten sich teilweise von der Wand. Der Dielenfußboden noch aus der Zeit des Hausbaues. Die Luft war stickig, trocken, verbraucht, und es roch nach alten Essensresten. Fenster wurden nur geöffnet, wenn ich ins Haus kam. Und zwar von mir. Meine Helferin und ich mussten die ersten Minuten in ihrem Haus durch den Mund atmen. Kinder hatte sie keine, die auf sie oder das Haus hätten ein Auge werfen können.

Ich besuchte sie regelmäßig, alle drei Wochen. Durch ihre Einsamkeit und fehlende soziale Kontakte wurde sie immer eigentümlicher in ihrem Wesen. Wir besprachen aber immer mal wieder, wie es denn weitergehen solle, wenn sie mal nicht mehr könne. Dann wolle sie ins Altenheim! Aber keiner solle auf die Idee kommen, an ihr irgendwelche lebensverlängernden Maßnahmen zu veranlassen. Das wolle sie auf keinen Fall.

Einmal wurde ich gerufen, weil sie aus dem Enddarm blutete.

Ich musste sie nun untersuchen. In ihrem Schlafzimmer beugte sie sich mit den Ellenbogen auf ihr Bett, und ich tastete mit einem behandschuhten Finger den Enddarm aus und fand als Ursache für die anale Blutung einen tastbaren Tumor.

Unvergessen bleibt mir allerdings, dass ich, kaum dass Frau U. wieder in aufrechter Position war, eine Ohrfeige von ihr bekam. Ich war erst mal perplex, sprachlos und wütend. Was fällt der Frau denn ein, dachte ich und war ziemlich aufgebracht, ist mir so etwas doch noch nie passiert.

Erst Jahre später, ich hatte an Berufserfahrung gewonnen und auch durch die Bücher von Sabine Bode viel umfangreichere Hintergrundinformationen über das Schicksal von Flüchtlingen bekommen, wurde mir zunehmend klar, dass Frau Unterleitner etwas auf der Flucht hat erleben müssen, was wohl im Rahmen einer plötzlichen Re-Traumatisierung durch meine rektale Untersuchung zu ihrer Reaktion geführt hatte.

Damals war ich noch nicht so weit, dass ich Frau U. direkt auf ihre Erinnerungen an die Flucht und auch mögliche Vergewaltigungen hätte ansprechen können. Aber später war eine solche »Vergangenheitsanamnese«, insbesondere bei der Generation Kriegsteilnehmer oder Kriegskind, bei mir Goldstandard. Meine Erfahrungen dabei: Je älter die Patienten wurden, desto bereitwilliger gaben diese über das Erlebte Auskunft.

Frau Unterleitner hatte ich in ein Krankenhaus eingewiesen. Sie wurde operiert. Im weiteren Verlauf entwickelte sie eine zunehmende Demenz, die schließlich dazu führte, dass sie in einem Altenheim untergebracht werden musste.

An einem Wochenende wurde sie wegen unklaren Fiebers in ein Krankenhaus eingewiesen. Als sie zurückverlegt wurde, entdeckte ich, dass man ihr eine Ernährungssonde durch die Bauchdecke gelegt hatte. Ich war außer mir. Niemand rief mich als den behandelnden Hausarzt an, um nach einer Patientenverfügung zu fragen oder ihrem mutmaßlichen Willen. Zwar hatte Frau Unterleitner keine Patientenverfügung verfasst, ich aber hätte das Krankenhaus darüber informieren können, dass sie eine solche Maßnahme abgelehnt hatte.

Ich rief den Chefarzt an und beschwerte mich. Seine Antwort: »Wir können die Patientin doch nicht verhungern oder verdursten lassen.«

Auf meine Frage, ob er dies denn bei seiner dementen Mutter genauso machen würde, erhielt ich keine eindeutige Antwort, sondern nur ein verlegenes Geschwafel zu hören.

Heute wissen wir, dass das Legen einer PEG-Sonde (die sogenannte »perkutane endoskopische Gastrostomie«) bei dementiven Patienten schädlich ist. Trotzdem werden nach Borasio (siehe Literaturanhang) pro Jahr in Deutschland über 100.000 PEGs gelegt. Oft vielleicht in guter Absicht. Aber es verhindert einen natürlichen Sterbeprozess oder ein »friedliches Sterben«.

Es gehört schon ein gewisser Mut dazu, den natürlichen Tod in unserer Gesellschaft zuzulassen. Also habe ich mich erinnert an das, was mir Frau Unterleitner vor Jahren sagte, nämlich, dass sie keine lebensverlängernden Maßnahmen am Lebensende haben wollte, und entfernte ihr die Ernährungssonde.

Einige Monate später telefonierte ich mit Amtsrichter B. vom Landgericht. Wir hatten häufiger berufliche Kontakte wegen Betreuungsangelegenheiten. Am Ende unseres Telefonates informierte mich Herr B. darüber, dass der Staatsanwalt gegen mich ermittle. Ich war erschrocken und schockiert.

Er: »Ja, die Heimleitung hat die Heimaufsicht darüber informiert, dass Sie bei einer Patientin im Altenheim ›Abendsonne‹ eine Ernährungssonde entfernt hätten.«

Ich: »Herr Amtsrichter B., richten Sie bitte dem ermittelnden Staatsanwalt aus, dass er sagen möge, wann er bei mir ist. Dann sorge ich dafür, dass Vertreter vom Stern, Spiegel und dem Hessischen Rundfunk hier sind. Ich bin es leid mit der unnötigen Lebensverlängerung am Lebensende zugunsten der Hersteller von künstlicher Ernährung und den Heimen, die damit weiter ihre Kassen füllen können. Ich will dieses Thema endlich einmal in der Öffentlichkeit haben.«

Ich habe nichts mehr von einem Staatsanwalt gehört. Leider.

Zu gerne hätte ich öffentlich Stellung bezogen und gesagt, dass es auch um ein Wiederentdecken des »**liebevollen Unterlassens**« geht.

Nämlich den Mut zu haben, den natürlichen Tod zuzulassen.

14. Das Bewusstsein denkt, es sei der Chef! Das Unterbewusstsein denkt gar nicht, aber ist Chef!

Während der Vertretung in einer Landarztpraxis der Rhön kommt die 54-jährige Heidi Buchholz wegen Schwindel zu mir.

Schwindel ist bei mir, zumal bei Frauen in einem bestimmten Alter, oftmals ein Signal eines Ungleichgewichtes der Seele oder ganzheitlich gesehen auch ein Ausdruck dafür, dass zu viel »Druck« im Kopf ist, der nach außen will.

Meine erste und direkte Frage, was sie in ihrer Kindheit erlebt habe, führte zu folgender Antwort:

»Ich bekam jeden Abend Schläge vom Vater, wenn er von der Arbeit kam. Mit dem Kochlöffel oder dem Gürtel, weil die Mama gesagt hatte, wie böse ich tagsüber gewesen sei.

Dann kommt noch der Liebesentzug durch die Mutter. Immer hat sie gesagt: ›Ihr bringt uns noch ins Grab!‹ In den Arm genommen werden oder liebkost zu werden – das gab es nicht.«

In dieser Familie bzw. dieser Kindheit ist noch viel mehr passiert, auf das ich hier jetzt nicht eingehe.

Schaut man aber rückblickend in die Krankenakte, so ergeben sich Hunderte Hausarzt- und Facharztkontakte, jahrelange Krankschreibungen. Die Patientin ist seit Jahren in Frührente. Ihre Mutter ist ein Pflegefall und wird von ihr betreut.

Ich erkläre ihr, dass sie versuchen solle, sich mit ihren Eltern gedanklich auszusöhnen, weil diese auch einer Generation entstammen, in der Liebe und Zuwendung zu Kindern nicht gezeigt wurden und sie es somit auch nicht weitergeben konnten. Diese sind zu Kriegszeiten oder in der Nachkriegszeit aufgewachsen, wo Kinder eine oft unvermeidliche Folge sexueller Begierde und fehlender Verhütung waren. Sie wurden sich oft selbst überlassen oder zur Arbeit in Haushalt oder auf dem Feld zugezogen. Lob, Anerkennung oder ein Dankeschön waren wohl Ausnahmen in wenigen Familien.

Ich empfahl dieser Patientin ein Buch der Autorin Sabine Bode mit dem Titel »Nachkriegskinder« als Hausaufgabe gegen ihren Schwindel und warnte sie davor, noch weitere Ärzte aufzusuchen, wie HNO, Orthopäde oder Neurochirurgen. Diese haben meist ihren Tunnelblick, selten den ganzheitlichen, und da laufe sie Gefahr, zum »Krüppel operiert« zu werden. (Ich wähle oft im Gespräch eine so drastische Bildsprache, um exakt solche Bilder im Kopf zu erzeugen und damit die Patienten zu überzeugen.)

Nach dem Gespräch habe ich mich neben die sitzende Patientin gestellt und über ihrem Kopf ein fiktives Ventil aufgeschraubt und unter kräftigen Zischlauten gesagt: »Merken Sie, was hier für ein Druck raus will!?«

Frau Buchholz hat Strukturen ihrer eigenen Erziehung naturgemäß unbewusst übernommen. Alle ihre Ehen scheiterten. Sicher werden auch ihre Kinder in ihrem eigenen Leben mit den Verfehlungen ihrer Großmutter zu tun haben. Solche Traumata vererben sich bis in die Enkelgeneration (siehe hierzu auch S. Bode: Nachkriegsenkel). Es müssen nicht nur Kriegstraumata sein.

Auch in Familien finden oft interne Kriege statt mit fatalen Folgen. Das Kind kann nicht flüchten. Seine Seele flüchtet tief ins Innere und vergräbt das Erlebte im Keller seiner Erinnerung. Dort bleibt es gelagert bis ins Erwachsenenalter. Und mit etwa 40 Jahren prägen dann Panikattacken und Angstzustände deren Alltag.

15. »Seit er tot ist, das war eine echte Erleichterung«

Diesen Satz sagte die 41-jährige Selina Konrad zu mir, als wir über ihre Heulattacken sprachen, ihren Rückzug aus der Öffentlichkeit, ihre zunehmend sich entwickelnde Depression. Das Bett war ihr Rückzugsort, die Decke über dem Kopf ihr Schutz.

Die Mutter sei liebevoll gewesen, Oma und Opa auch, wenn-gleich Oma immer wieder gemeckert hatte, die Kinder sollten ruhig sein, denn sie vermietete an Feriengäste.

Ihr Vater trank. Kam abends aus der Gaststätte, stank nach Alkohol und Frittenfett der Kneipenküche. (»Ich kann noch heute kein Fett riechen.«) Sofort wurde es laut, die Mutter wurde geschlagen, und Selina sah dies alles aus der Perspektive eines kleinen Mädchens.

Mit sechs Jahren hat sich der Vater an ihr vergangen und sie sogar penetriert. Das war im Hochbett. Die kleinere Schwester lag unten. Bis sie sieben war, hat sich das viermal wiederholt. In diesem Alter wurde die Ehe geschieden, und der Vater zog in einen anderen Ort. Ihrer Mutter hat sie sich erst als Erwachsene anvertraut.

Niemals wurde darüber gesprochen, die kleine Selina musste mit all dem Erlebten alleine klarkommen. Es kam, was kommen musste, wenn die Liebe und Zuwendung in der Kindheit gefehlt hat: Die

Mutter zog in eine größere Stadt in Niedersachsen, die Tochter kam hinterher, weil die Oma immer anstrengender wurde. (Aber vielleicht kam die der Kriegsgeneration entstammende Oma auch nicht mit einer pubertierenden, traumatisierten Enkelin zurecht.) Mit 16 Jahren begann ihre Drogenkarriere, erst kiffen, LSD, dann Kokain. Mit 21 Jahren hat sie kalt entzogen und mit 31 geheiratet. Sie liebt ihren Mann, die Sexualität ist für sie erlebbar und wird als schön bezeichnet. Ihre Tochter bezeichnet sie als ihr großes Glück: »Diana ist mein Heiligtum, mein Engel!«

Nachts kann Selina oft nicht schlafen, liegt zwei bis drei Stunden wach im Bett: »Dann stehe ich auf und schreibe mir die Seele frei.«

»Welchen Titel würdest du dem Buch geben, wenn du alles aufgeschrieben hast«, frage ich. »Mein beschissenes Leben«, antwortet sie spontan. Ihre in Osnabrück lebende Mutter, ebenfalls traumatisiert durch den gewaltsamen Ehemann, wohnt in einer Zweizimmerwohnung, hängt an der Flasche. Ihr Bruder sei psychotisch und lebe jetzt mit ihr auf dem engen Raum. Sein Betreuer kümmere sich kaum um ihn.

Wie viel kann ein junger Mensch an Lasten tragen? Sie ist jetzt 42 Jahre alt, da brechen bei Frauen die seelischen Narben der Kindheit auf. Deswegen sitzt sie jetzt bei mir mit Angst- und Panikattacken und einer schweren Depression.

Von ihrem Vater hatte sie nie wieder etwas gehört. Aus den Traueranzeigen einer lokalen Zeitung habe sie davon erfahren. Sie sagte: »Da war ich echt erleichtert.«

Selina wurde von mir mit einem Antidepressivum behandelt. Die Aufforderung von mir, die Altlasten einem Psychotherapeuten in die Mülltonne zu werfen, lehnte sie ab. Sie habe mal eine Therapie bei einer Psychologin gemacht, das reiche ihr. Sie wolle nicht mehr darüber reden, es vergessen, es gut sein lassen.

In der Tat gibt es solche traumatisierten Patienten, die besser damit leben, das Erlebte sacken und in sich ruhen zu lassen, als es ständig wieder ins Bewusstsein zu holen. Dies ist eine Form der Resilienz. Und Patienten, die mit einer guten Resilienzstrategie ausgestattet sind, tragen etwas »Selbstheilendes« in ihrem Körper.

16. Angst essen Seele auf

So hieß ein Filmtitel des Regisseurs Rainer Maria Fassbinder von 1974.

Zu diesem Filmtitel fällt mir die Geschichte von Erika Korn ein. Sie ist Jahrgang 40, wuchs in Darmstadt auf, hat dort den Krieg und Bombenangriffe erlebt, machte später eine Ausbildung zur Altenpflegerin, bekam etwa mit 43 Jahren Panikattacken und Angstzustände und wurde schließlich frühberentet.

2010 übersiedelte sie mit ihrem Mann in unsere Region und lebt seitdem im betreuten Wohnen, das einer Altenpflegeeinrichtung angeschlossen ist. In der Zeit unseres Kennenlernens drehten sich ihre Beschwerden ständig um Körperwahrnehmungen und diffuse Beschwerden, die ich als absolut harmlos einstufte. Auch intensive Laboruntersuchungen und weiterführende Diagnostiken erbrachten keinerlei Korrelat zu ihren Beschwerden. Irgendwann erlaubte ich mir, ihr zu sagen:

»Frau Korn, wir finden nix. Das ist doch eigentlich eine gute Botschaft?«

Sie: »Ja, eigentlich schon. Aber ich spier doch, dass mir's nit gut geht«, erwiderte sie im schönsten Darmstädter Dialekt.

Ich: »Gibt's denn etwas, was Sie als Kind aus der Bahn geworfen hat?«

Sie: »Ei, mei Mutter is gestorbe, da war ich 20.«

Wir sprachen über den Tod der Mutter, kamen aber irgendwie nicht weiter. Zwischenzeitlich suchte sie den ärztlichen Bereitschaftsdienst auf, rief auch schon mal den Notarzt, wenn sie glaubte, keine Luft mehr zu bekommen, landete auch schon mal im Krankenhaus, als ein am Wochenende diensthabender Arzt sich auch keinen Reim mehr auf ihre Beschwerden machen konnte und sie in das nahegelegene Krankenhaus einwies.

Dort wurde im Rahmen der Diagnostik als Zufallsbefund ein Aortenaneurysma festgestellt (das ist eine Aussackung der Gefäßinnenwand der Bauchschlagader). Diese maß aber nur 1,8 Zentimeter und sollte jährlich sonografisch kontrolliert werden, da man ab der Größe von fünf Zentimetern über eine Operation nachdenken würde.

Ein halbes Jahr später saß Erika Korn bei mir im Sprechzimmer, ihr Gesicht in tiefen Sorgenfalten, ihre Augen schauten mich groß und fragend an, und sie sagte:

»Herr Doktor, mein Bauchaortenaneurysma tut mir widder so weh!«

Ich hatte Mühe, mein Lachen zu verbergen, aber mein Kopf fiel theatralisch auf die Schreibtischplatte, und ich schaute sie von unten schräg nach oben an und sagte:

»Frau Korn! Jetzt nehmen **Sie** mich aber aufs Korn, oder?«

Sie: »Wieso …?«

Ich: »Weil ein Aneurysma nicht weh tut, das ist kein entzündeter Blinddarm oder ein altes Hüftgelenk. Das ist ein kleiner Riss in der

Innenwand des Gefäßes. Das schmerzt nicht, das kann aber mal aufplatzen. Aber dann spüren Sie keinen Schmerz mehr.«

Sie: »Aber was sinn des dann sonst fier Schmerze do unne?«

Ich untersuchte sie und stellte fest, dass sie einen kleinen Leistenbruch hatte und eine minimale Verhärtung der Bauchdeckenmuskulatur, und erklärte ihr die Zusammenhänge.

Nach fünf Monaten sitzt sie wieder da und sagt:

»Ich hab' Angst wesche meim Bauchaneurysma. Unn ich hab' als so'n Schwinnel!«

Diesmal stellte ich fest, dass es sich wohl um Verwachsungsbeschwerden im Unterleib handeln musste, denn Frau K. wurde schon mehrfach operiert, weil es ihr immer wieder gelang, ihre Beschwerden so angstvoll zu schildern, dass sich Ärzte fanden, die sichergehen wollten und eine sogenannte Bauchspiegelung durchführten. Wieder versuchte ich, sie zu beruhigen, gab ihr aber diesmal eine Spritze. Diese Spritze hatte eine Depotwirkung über acht bis zehn Tage und wirkte angstlösend und entspannend.

Zwei Wochen später:

»Herr Doktor! Unner ihrer Spritz bin ischn ganz neue Mensch worre!«

Jetzt wusste ich, dass viele ihrer Beschwerden von ihrer Seele kamen. Da mussten Grauschleier drüber sein. Ich sagte ihr, dass wir mal **in den Keller ihrer Kindheit absteigen** müssten (diesen Begriff habe ich aus einem der Bücher von S. Bode; siehe Anhang weiterführende Literatur).

Was sich mir dann auftat, ließ in mir ein »Kopfkino« entstehen in 3-D-Qualität. Ich versetzte mich in die damals dreijährige Erika, die sinngemäß wie folgt erzählt (diesmal nicht in Dialekt wieder-gegeben):

»Meine erste Erinnerung, da war ich drei Jahre alt. Darmstadt wurde ja bombardiert. Wir mussten in den Luftschutzkeller. Doch die Tür ging immer wieder auf, und ich erinnere nur, dass der ganze Him-mel rot war. Vieles weiß ich auch vom Erzählen meiner Schwestern, die waren acht und zehn Jahre älter. Dann wurden wir in den Oden-wald evakuiert. Auf dem Weg dorthin kamen Tiefflieger, wir muss-ten uns auf den Boden werfen. Ich höre noch die Schüsse und die Propellergeräusche. Heute noch, oft nachts. Der Vater kam 1946 aus der Gefangenschaft nach Hause. Da war ich sechs. Ich weiß es noch genau. Es war Winter, und meine eine Schwester zog mich auf dem Schlitten zu einem Bauernhof im Odenwald, um Milch zu holen. Dann kam uns ein Mann entgegen in zerlumpten Kleidern. Meine Schwester hat ihn sofort erkannt. Es war mein Vater. Der kam da aus der Gefangenschaft. Zu Fuß. Er nahm mich in die Arme, hob mich hoch. Ich hab' mich so gefürchtet vor ihm, ich kannte ihn doch gar nicht, und er sah so furchterregend aus in seinen alten Klamotten.«

Sprachlos hörte ich zu und ließ sie erzählen. Alles muss raus, den-ke ich.

Ich: »Was war Ihr Vater für ein Mann, wie war er als Vater?«

Sie: »Er war hartherzig und streng.«

Ich: »Hat er auch geschlagen?«

Sie: »Mich nicht, ich war sein Liebling. Aber meine Brüder und auch mal die eine oder andere Schwester bekamen es ab. Aber am meisten mein einer Bruder!

Als meine Mutter mit 48 Jahren starb, war er 22. Er kam damit nicht zurecht.

Der Vater schlug ihn immer. Er hatte den Koppel aufgemacht. Wir nannten die Gürtel damals Koppel, das sind die mit der Schnalle.«

Ich:»Oh Gott!«

Sie:»Mein Bruder hat sich dann im Rohbau eines Hochhauses in Darmstadt aufgehängt.«

Später arbeitete sie als Altenpflegerin. Aber zunächst musste sie in Goddenau bei Darmstadt in einer psychiatrischen Kinderabteilung noch ihre Ausbildung machen:

Sie:»Da waren die überlebenden Missgeburten, die der Hitler nicht erwischt hat. Wir mussten sie pflegen, saubermachen und all das.«

Ich denke, dass all diese furchtbaren Erlebnisse und die fehlende Aufarbeitung in den Zeiten des Wiederaufbaues nach dem Krieg dazu führten, dass sich die Angst in Erika Korn verbreiten konnte. Ich nenne es ein **Krebsgeschwür der Seele.**

Als sie als Altenpflegerin arbeitete, ging es ihr gut. Sie hatte eine Aufgabe, einen geregelten Ablauf und Ablenkung. Aber – und jetzt kommt meine Beobachtung aus den Jahren meiner Berufserfahrung:

Frauen mit traumatischen Kindheitserfahrungen brechen so um die 40 plus/minus zwei Jahren ein. Es beginnen erste Panikattacken, dann das Burnout, schließlich die Angstdepression.

· Bei Männern verhält es sich anders! Sie haben – ich nenne es mal – ein **dickeres Fell,** denn: Die Erziehungsmethoden der Nachkriegsjahre waren ja, was die Jungs anging, noch geprägt von Sprüchen wie:

· **Jungs weinen doch nicht.**
· **Stell dich nicht so an, du bist ein Junge, du schaffst das schon.**
· **Indianer kennen keinen Schmerz.**
· **Als ich so alt war wie du!**

Viele von Ihnen kennen solche Sprüche unserer Eltern. Und in der Tat: Bei Männern wird das Fell erst mit 50 Jahren plus/minus zwei Jahren dünner. Da beginnen bei ihnen unklare Symptome wie Schwindel, Schweißausbrüche, Angst- und Panikattacken, oft vergesellschaftet mit Rücken- oder Nackenschmerzen.

Was wird diesen wohl im Nacken sitzen?

Oder welche Last kann deren Rücken nicht mehr tragen?

17. Was dein Körper dir sagen will. *Oder:* Die unverstandenen Signale unserer Seele

Aus Analysen der Krankenkassen geht ganz eindeutig hervor, dass der Großteil der Rückenoperationen unnötig ist. Acht von zehn Patienten, die vor einer OP eine Zweitmeinung einholten, bekamen dabei die Empfehlung, auf den Eingriff zu verzichten. Untersucht wurden nach Studien der Techniker Krankenkasse (TK) 6.000 Fälle aus den Jahren 2013 bis 2019, die an bundesweit 30 Schmerzzentren eine Zweitbegutachtung erhielten (TK, 2021).

Ich konnte beobachten, dass in diesem Zeitraum die neurochirurgischen Zentren in unserer Region nur so aus dem Boden gestampft wurden. Überall wurde nun an der Wirbelsäule herumoperiert, mit oft zweifelhaftem Erfolg. Die wenigsten Orthopäden oder Neurochirurgen fragen nach anderen Ursachen möglicher Rückenschmerzen. Sie haben ja ein Röntgenbild, einen CT- oder MRT-Befund in der Hand, und da können sie ja genau die degenerativen Veränderungen im Lendenwirbelsäulenbereich oder in der Schulter sehen.

Jetzt sollte man allerdings als Arzt und Laie auch Folgendes wissen:

Wenn wir bei 100 willkürlichen Personen ein CT der Wirbelsäule anfertigen lassen würden, so fänden wir bei etwa 50 Prozent der 50-Jährigen und bei etwa 70 Prozent der 70-Jährigen pathologische Befunde, **ohne** dass diese irgendwelche Beschwerden hätten.

So kommt Frau Erna Rübsam wegen Schmerzen in den Schultern, im Nacken und im Rücken in meine Behandlung. Sie schildert ihre Beschwerden in einem klagevollen, verzweifelten Ton:

Sie: »Ich kann morgens gar nicht aus dem Bett aufstehen, mir tut alles weh.«

Ich: »Haben Sie auch eine Morgensteifigkeit Ihrer Hände?«

Sie: »Ja, natürlich. Das dauert fast bis Mittag, bis ich die wieder richtig bewegen kann. Dann hab' ich so Schwindelanfälle und immer so ein Rauschen in den Ohren.«

Ich: »Drückt Sie sonst noch irgendwas?«

Sie: »Wie meinen Sie das?«

Ich: »Na, ob Sie noch irgendwie ein paar Baustellen haben im vielleicht seelischen Bereich.«

Sie: »Herr Doktor! Ich bilde mir doch die Schmerzen nicht ein! Und jetzt sagen Sie, ich hätte es an der Erbse.«

Also veranlasse ich Laboruntersuchungen, die keinerlei rheumatologische Ergebnisse zeigen. Trotzdem will Frau R. zum Rheumatologen. Dieser bescheinigt ihr ein Fibromyalgiesyndrom. Das ist in der Regel eine Verlegenheitsdiagnose und für mich auch eine der Mütter vieler psychosomatischer Erkrankungen. Nicht umsonst wird das FMS auch mit Antidepressiva behandelt, was die Patienten aber meist vehement ablehnen, da »sie es ja eben NICHT an der Erbse haben«.

Also landet Frau Rübsam schließlich beim Orthopäden, der natürlich durch Röntgenaufnahmen degenerative Knochenveränderungen feststellen kann. Das Arzt-Patienten-Gespräch könnte in etwa so verlaufen sein:

Er: »Kein Wunder, Frau Rübsam! Hier ist die Ursache Ihres Schmerzes. Sehen Sie hier, ganz deutlich zu sehen: Das, was hier hell ist, das ist Arthrose an Ihren Wirbeln.«
Sie: »Ja, jetzt! Ich wusste doch, dass ich etwas habe. Ich hab' mir die Schmerzen doch nicht eingebildet. Mein Hausarzt meinte, ich hätte Probleme im Kopf.«
Er: »Ich schicke Sie noch mal zum CT, da kann man das alles noch genauer sehen.«

Vom CT zurück, findet sich auch noch eine leichte Bandscheibenvorwölbung. Der Orthopäde überweist zum Neurochirurgen. Dieser empfiehlt eine Operation an der Wirbelsäule. Nachvollziehbar. Denn er hat ja ein objektives Korrelat in der Bildgebung und erhält eine attraktive Vergütung für die Operation.
Etwa nach einem halben Jahr sitzt Frau Rübsam wieder bei mir, ihr Gesicht gezeichnet von depressivem Denken.

Ich: »Frau R., was bedrückt Sie heute?«
Sie: »Ich habe immer noch meine Rückenschmerzen. Und überhaupt, mein ganzer Körper tut weh.«
Ich: »Hat die Bandscheibenoperation denn keine Besserung gebracht?«
Sie: »Wo denken Sie hin, Herr Doktor? Es ist eher schlimmer geworden.«
Ich: »Au weh, Sie Arme.«

Sie: »Genau! So komme ich mir auch vor. Dann noch ständig dieser Schwindel!«

Ich: »Gibt es denn wirklich gar nichts, was Sie bedrücken könnte?«

Im anschließenden Gespräch erfahre ich, dass der eine Sohn im Gefängnis sitzt wegen illegaler Geschäfte. Ein anderer Sohn sei auf der schiefen Bahn und auch schon vorbestraft. Die Pflege der Schwiegereltern überfordert sie, und der Mann hat bei all den häuslichen Problemen im Alkohol seinen Trost gesucht.

Und jetzt frage ich: Wie viel seelische Belastung soll so ein Körper aushalten, ohne unter der Last zusammenzubrechen?

Die Körpersprache und Schilderung der Beschwerden von Frau Rübsam signalisieren mir schon sehr früh, dass da etwas Belastendes zwischen ihren Schultern sitzt. Dass ihr Rücken Lasten zu tragen hat, die sie »einfach nicht mehr schultern« kann. Das, was sie nicht erzählen will oder noch nicht kann, schnürt ihr den Hals zu und verursacht ein sogenanntes Globus- oder Kloßgefühl. Auch der Schwindel und die Ohrgeräusche sind ein Signal, dass da zu viel Druck im Kopf ist und dass da ein »gedanklicher Überdruck« raus will.

Ich bezeichne dieserart Symptome oft als »**Lautsprecher der Seele**«.

Im Laufe meiner Berufsjahre achtete ich immer mehr auf die Körpersprache der Patienten, versuchte, diese zu spiegeln, das heißt, mich zu fragen: Was löst dieses Verhalten und diese Körpersprache in **mir** aus? In diesem Fall spürte ich eine Verzweiflung in mir.

Und in dieser befindet sich Frau Erna Rübsam.

Die Rückenoperation hätte ich ihr gerne erspart.

Zu diesem Thema vielleicht noch eine Fallvorstellung, die ich gerade gestern in einer meiner Vertretungen zu Ohren bekam.

Frau Neradt war 72 Jahre, so alt wie ich. Ich sah sie zum ersten Mal und fragte, wo sie herkomme, ob sie zugezogen sei und, wenn ja, von wo. Wenn ich Patienten zum ersten Mal sehe, versuche ich zunächst einmal, eine Brücke zu bauen, über die wir beide, da uns noch unbekannt, gehen können, um uns aufeinander zuzubewegen.

Sie: »Ich habe früher hier gewohnt, meine Eltern hatten den Gärtnerbetrieb in der Mühlstraße.«

Ich: »Ach ja! Da sind Sie die Schwester vom Berthold. Und Ihren Vater hatte ich damals auch betreut. Ich glaube, nach seinem Tod haben wir einmal zusammen telefoniert. Wo haben Sie damals gewohnt?«

Sie: »In Groß-Umstadt.«

Ich: »Ja, jetzt erinnere ich mich. Aber Frau Neradt, warum sind Sie heute hier?«

Ihr Hausarzt war zu diesem Zeitpunkt in Urlaub, und sie brachte mir eine Menge Schriftkram aus dem Krankenhaus und von den ambulant untersuchenden Fachärzten mit. Sie habe in den letzten fünf Monaten acht Kilo abgenommen, obwohl sie normal esse. Den Berichten entnahm ich, dass wirklich alles, was zum Magen-Darm-Trakt zählt, untersucht wurde. Keine Körperöffnung, in die ein Endoskop passte, wurde ausgelassen. Tumormarker oder Verdauungsintoleranzen konnten ausgeschlossen werden. Labor: alles im Normbereich.

Ich: »Frau Neradt, das sieht doch alles bestens aus! Da können Sie sich doch freuen!«

Sie: »Ja, aber wo kommt denn dann mein Gewichtsverlust her?«

In meinen Anamnesen frage ich immer mal wieder den Patienten, auf was dieser denn seine Beschwerden zurückführen könne.

Ich: »Hätten denn **Sie** vielleicht eine Erklärung dafür? Wie lange sind Sie jetzt genau von Groß-Umstadt weg und wohnen jetzt hier?«

Sie: »Seit genau neun Monaten. Wir wohnen in dem Mietshaus von dem Schmidt am Steinberg.«

Ich: »Ja, das Haus kenne ich. Da hatte ich früher einige Patienten wohnen. Das sind doch eigentlich schöne Wohnungen.«

Sie: »Nein. Unsere ist feucht. Und über uns wohnt ein Ehepaar, das den ganzen Tag am Fenster sitzt und uns andauernd beobachtet. Die kontrollieren uns. Die haben nix zu tun und spionieren uns nur aus. Das ist schon Stalking!«

Ich: »Und wie fühlt sich Ihr Mann dabei? Ist der auch von hier?«

Sie: »Nein, der ist Umstädter. Der hat den Umzug schon längst bereut und ist total unglücklich hier.«

Ich signalisierte Frau Neradt, dass ihre Gewichtsabnahme mit all diesen Problemen zusammenhängen könnte, und dass ein erneuter Umzug, vielleicht zurück nach Groß-Umstadt, ihren Sorgen ein Ende bereiten könnte. Oft müsse man auch Umwege gehen, um ans Ziel zu gelangen.

18. Tränenkind

Die 75-jährige Elsa Habermann sitzt mit Unruhe, Ängsten, Bluthochdruck und Herzrasen bei mir. Sie war auch schon wegen dieser Beschwerden mehrfach im Krankenhaus.

Auch dort fand man keine organischen Befunde, die ihre Symptome hätten erklären können.

Ich sage Frau Habermann, dass keine ernste Erkrankung festgestellt werden konnte, und versuche, sie mit dieser Auskunft zu beruhigen. Sie antwortet:

»Aber irgendwoher muss es doch kommen, Herr Doktor!«

Ich: »Was tragen Sie eigentlich für alte Baustellen aus Ihrer Kindheit mit sich herum? Denken Sie doch mal über Ihre frühen Erlebnisse in Ihrer Kindheit nach und schreiben diese auf. Dann überlegen Sie, welchen Titel Sie diesem Buch geben würden.«

Zwei Wochen später in der Sprechstunde:

»Herr Doktor, ich habe drüber nachgedacht: Als ich vier oder fünf Jahre alt war, habe ich nur Tränen gesehen. Mein Vater kam nicht aus dem Krieg, drei Jahre später war der Wigbert im Haus, mein Stiefvater. Die Mutter war furchtbar streng, hat mich mit 14 Jahren noch mit einem Teppichklopfer geschlagen.«

Auf meine Frage, welchen Titel sie dem Buch geben würde, sagt sie, ihr fiele keiner ein. Darauf schreibe ich auf einen Zettel:
Elsa H., TRÄNENKIND, Erinnerungen an eine graue Kindheit
und lege ihr diesen vor. Sie liest ihn und beginnt zu weinen.

Der Blutdruck, der zu Beginn der Konsultation 160/100 war, liegt nunmehr bei 110/70.

Ein Mangel an Berührung und elterlicher Zuwendung hat bei der kleinen Elsa eine Lücke im Körpergedächtnis hinterlassen, die heute noch immer besteht. Die Lücke konnte nie geschlossen werden, weil es an elterlicher Liebe gefehlt hatte in der Zeit nach dem Krieg.

Hierzu ein Zitat von Katharina von Siena:
Die Liebe trägt die Seele, wie die Füße den Leib tragen.

19. Heilige Mutter

So würde der Buchtitel lauten von Christine Dormann.

Sie ist Jahrgang 1945, also am Kriegsende geboren, und im deutschsprachigen Schlesien aufgewachsen. Nach Kriegsende war Schlesien unter polnischer Herrschaft, und von da an war das Land unter kommunistischer Führung, und die verbliebenen Deutschen hatten ein schweres Los zu tragen. Projizierte doch das kommunistische Herrschaftssystem den Überfall Hitlers auf Polen gegen alles, was deutsch war.

1989 übersiedelte sie von Polen nach Deutschland, dabei ließ sie ihre Mutter zurück. Sie war damals 86 Jahre alt und wollte nicht mehr aus ihrem Haus und in ein neues Land.

Frau Dormann wechselte von einem anderen Arzt zu mir, weil dieser ihr nicht helfen könne, so sagte sie mir.

Ihre Beschwerden waren immer wiederkehrende Oberbauchbeschwerden und plötzlich auftretende Bauchkrämpfe. Die Unterlagen, die sie mitbrachte, ergaben keine schlimmen Befunde. Sie war bislang schon zweimal im Krankenhaus wegen dieser Symptome, es konnten keine organischen Erkrankungen eruiert werden. Eine ambulant durchgeführte Magen- und Darmspiegelung erbrachte normale Befunde. Auch bei mir erbrachten die körperliche Untersuchung und die durchgeführten Laborbefunde keinen zielführenden Hinweis. Sie war verzweifelt:

Sie: »Aber irgendwo muss das doch herkommen, Herr Doktor! Ich habe doch die Schmerzen. Die bilde ich mir doch nicht ein.«
Ich: »Nein, das tun Sie sicher nicht. Die Schmerzen sind da, das glaube ich Ihnen. Aber die kommen woanders her.«
Sie: »Wie? Von wo? Habe ich eine schlimme Krankheit?«
Ich: »Frau Dormann. Wir müssen weit zurück. In Ihre Kindheit. An Ihrem Dialekt höre ich, dass Sie aus dem deutschstämmigen Polen kommen?«
Sie: »Ja, aus Schlesien, Herr Doktor.«
Ich: »Sie sind 1945 geboren, also nach dem Krieg. Da haben Sie die Nachkriegszeit erlebt in einem Land, wo der Deutsche – ich will es mal fein ausdrücken – nicht geliebt wurde.«
Sie: »HERR DOKTOR! ES WAR DIE HÖLLE.«

Plötzlich löste sich ein Knoten. Frau Dormann begann nur so zu sprudeln in ihren Erinnerungen. Ihr Halsausschnitt und Gesicht wurden rot, und sie erzählte weiter:

Sie: »Unser Leben war arm. Wir haben im Keller gelebt. Als Deutsche bekamen wir keine Wohnungen. Im Keller! Sechs Leute in einem Raum!
Weil wir Deutsche waren. Die Polen haben uns gehasst, weil mein Vater war deutscher Soldat.
Ich: »Hat er überlebt? Kam er zurück?«
Sie: »Ja. Aber als er aus dem Krieg kam, war er anders. Er hat den Krieg noch im Kopf gehabt, alles kam bei ihm wieder hoch. In der

Nacht hat er geschrien. Er war total fertig. Hat er dann getrunken den Alkohol.«

Ich: »Hat er Sie geschlagen?«

Sie: »Nein, er war ein lieber Mensch zu uns Kindern. Aber es war immer Angst bei uns. Mutter hat gesagt: mit niemandem sprechen. Es war schrecklich. Habe ich Geburtsurkunde noch mit Stempel und Hakenkreuz.«

Als ich sie nach einem Buchtitel über ihre Kindheit fragte, prustete sie ihren Atem aus und überlegte vielleicht einige Sekunden. Dann sagte sie:

Sie: »Heilige Mutter! Ja. Heilige Mutter.«

Ich: »Warum?«

Sie: »Weil sie hat es geschafft, uns vier Kinder ohne Geld am Leben zu erhalten. Sie ist in den Wald zum Holzholen. Hat Pilze gesammelt, irgendwoher immer was zum Essen zusammensuchen müssen. Wir wurden nie satt. Aber sie war immer lieb und gnädig zu uns.«

Ich erklärte ihr die Zusammenhänge ihrer Beschwerden mit dem Erlebten in der frühen Kindheit. Und dass sie kein so unbeschwertes Leben haben durfte, wie die Kinder heutzutage. Ich sagte ihr sinngemäß, dass es ein sogenanntes Leibgedächtnis gebe. Eine bewusste Erinnerung an die frühen Lebensjahre gebe es nicht, und dennoch habe sich das Erlebte tief eingeprägt in den Körper und wirke fort. Hier heile Zeit keine Wunden, sondern konserviere sie.

Frau Dormann war eine reflektierte Patientin. Sie konnte meine Rückführung in ihre Kindheit annehmen und bestätigte mich sogar, indem sie sagte: »Ja, das habe ich auch schon gedacht, dass das aus meinem Kopf kommt.«

Mittlerweile nimmt sie einen leichten Säureblocker für den Magen und einen nicht abhängig machenden Angst- und Spannungslöser und lebt zufrieden und ohne Beschwerden. Ihre Mutter starb mit 91 Jahren. Frau Dormann hatte sie immer wieder in Polen besucht, zweimal im Jahr.

Sie: »Und wissen Sie was, Herr Doktor? Sie wusste ja nicht, wie gut es uns jetzt hier in Deutschland ging. Sie ist dann immer an die Kommode und hat mir zwei Stück Seife gegeben, dass ich sie mitnehme nach Deutschland.«

20. Himmelfahrt

Bei einer 91-jährigen Patientin, die innerhalb weniger Wochen abgebaut hatte, mache ich einen Hausbesuch. Sie liegt adynam im Bett. Sie schaut mich liebevoll an, der alte Wecker auf dem Nachttisch tickt laut.

Ich: »Na, Frau W., Sie haben sich hingelegt, um zu sterben?«
  Sie: »Jawoll!«
  Ich: »Und dabei soll ich Ihnen jetzt helfen?«
  Sie: »Genau! Herr Doktor, ich schätze Sie und vertraue Ihnen, und ich wünsch' mir, dass Sie mir dabei helfen.«

Frau W. bekommt eine leichte Beruhigungsspritze von mir, und ich erkläre den Angehörigen, dass das nicht so einfach ist mit dem Sterben. Insbesondere bei ihr, da sie noch keine Symptome zeige, nur eine gewisse Lebensmüdigkeit.
  Einen Tag später bin ich wieder beim Hausbesuch.
  Ich: »Na, Frau W., das geht nicht so schnell mit dem Sterben, gell?«
  Sie: »Naa! Abber da machemers ebe e bißsche langsamer.«

Wieder einen Tag später. Ihr geht's besser. Sie sitzt strahlend im Bett.

Ich: »Na, Frau W., Unternehmen Himmelfahrt abgeschlossen?«
Sie: »Ja! Mir geht's wirklich besser!«
Ich: »Dann beginnen wir das Unternehmen Wiederauferstehung!«
Sie: »Von mir aus.«
Ich: »Find' ich gut, dass Sie nicht im Winter sterben wollen.«
Sie: »Wieso?«
Ich: »Ich habe keine Lust, bei der Kälte so lange auf dem Friedhof zu stehen.«
Sie: »Sie wären wirklich zu meiner Beerdigung gekommen?«
Ich: »Ja, es gibt Patienten, da weiß ich schon zu Lebzeiten, dass ich diese auch auf dem letzten Weg begleite. Und da gehören Sie dazu.«
Sie: »Das is' aber nett, Herr Doktor.«
Ich: »Aber wie gesagt: Warten Sie wenigstens bis zum Frühjahr.«
Eine Weile ist es still. Nur der Wecker tickt im Takt. Dann fügt sie noch schmunzelnd einen Satz an:
Sie: »Aber wer weiß, ob SIE da noch leben!?«

21. Gewitter auf dem Land. *Oder:* Der liebe Gott schimpft

Christel Schiller ist über 70, sie ist leicht gehbehindert durch eine Polio als Kind, war nie verheiratet, lebt alleine in einem kleinen Fachwerkhaus auf dem Dorf. Sie wird regelmäßig alle drei Wochen von mir besucht. Sie ist freundlich, stets lächelnd, und wenn der Doktor kommt, ist sie immer ein bisschen aufgeregt und der Blutdruck situativ leicht erhöht.

Im Winter ist das Haus feuchtkalt. Ihre Nase und Wangen sind von der Kälte blaurot verfärbt. Aber sie fühlt sich wohl und kommt mit ihrem Alleinsein klar, aber auch, weil ein naher verwandter Nachbar ihr beim Holzholen und Feuermachen hilft.

Im Sommer ist Frau Schiller immer leicht unruhig, und sie zeigt etwas Angstvolles.

Ich: »Frau Schiller, was ist? Sie machen mir so einen ängstlichen Eindruck.«

Sie: »Ja, Herr Doktor! Die haben doch im Radio Gewitter gemeldet!«

Ich: »Ja und, ist doch schön! Gibt's Regen. Tut den Pflanzen und dem Garten gut. Brauchen Sie nicht zu gießen.«

Sie: »Ich hab' so eine große Angst vor dem Gewitter. Und vergessen Sie bloß nit, mir die Beruhigungspillen zu verschreiben.«

In einem längeren Gespräch erzählt mir Frau Schiller, wie es war damals als Kind auf dem Hof. Wenn nachts ein Gewitter war, wurden alle Familienmitglieder geweckt, man versammelte sich im Wohnzimmer oder Flur, zündete eine Kerze an und betete zu Gott, dass dieser das Haus vor Blitz und Feuer behüten möge. Die wenigen Wertsachen hatte man in einer Holzkiste, die man schnell aus dem Haus bringen konnte, wenn es denn brannte.

»Und, Herr Doktor«, so erzählt sie weiter, »wenn wir auf dem Getreidefeld waren und ein Gewitter kam, mussten mir uns alle flach auf den Boden legen, und einmal schlug sogar der Blitz nicht weit von mir neben einem Baum ein!«

Wer sollte ihr nach all dem Erlebten verübeln, Angst zu haben, wenn sie des Nachts alleine in ihrem Haus lebend von einem Sommergewitter überrascht wurde?

Ich jedenfalls nicht. Ich verschreibe ihr weiter regelmäßig ihre Beruhigungspillen.

Henriette Schäfer wohnt im gleichen Dorf. Sie wuchs in einem kleinen Bauernhaus auf. Man hatte ein paar Schweine und Kühe – und mit letzteren beackerte man noch das Feld.

Bei Gewittern lief in diesem Haus das ähnliche Ritual ab wie bei den Eltern der Frau Schiller: aufstehen, versammeln, Kerze anzünden, beten.

War mal tagsüber ein Gewitter, so sagte die Mutter von Frau Schäfer zu ihrer kleinen Tochter:

»Henny, der liebe Gott schimpft! Was hast du denn schon wieder angestellt!?«

Frau Schäfer ist eine ängstliche Patientin. Immer wieder bittet sie mich, ihr »ihre Gewitterpillen« zu verschreiben. Auch das sind Tabletten wie bei Frau Schiller mit dem Wirkstoff Oxazepam oder Lorazepam. Diese muss sie immer griffbereit im Küchenschrank oder ihrer Handtasche haben. Niemals geht sie ohne diese aus dem Haus, denn es könnte ja ein Gewitter kommen.

In meiner Heimat, der Weingegend Rheingau, sagen die Menschen bei Gewitter: »Oh, hört mal, wie schön! Die Engel vom lieben Gott kegeln wieder!«

Das nenne ich einen angstfreien Umgang in der Sprache.

Die kirchliche Prägung war ja in den frühen Jahren noch sehr schuldbesetzt, es gab in der Erziehung den strafenden Gott, der alles sieht, zu dem man abends betete. Aber mit ihm wurde auch gedroht.

Nun ist Frau Schäfer immer wieder krank. Alle Untersuchungen in den Krankenhäusern erbringen keine organischen Erkrankungen. Sie entwickelt eine Depression. Auf mögliche Ursachen in ihrer Kindheit von mir angesprochen, erzählt sie mir, dass es da noch einen Nachbarn gab, zu dem man Opa sagte und der sie wohl unsittlich berührt habe, sie es aber keinem habe sagen dürfen. Sie hat sich niemals irgendjemandem anvertraut, nicht mal später ihrem Ehemann oder ihren Kindern.

Wenn an solchen Tagen des sexuellen Übergriffes ein Gewitter kam, was wird da vorgegangen sein im Denken der sechsjährigen Henriette?

Oder lass ein Kind seine Sexualität entdecken. Das Herumspielen am eigenen Körper, das beginnende Lustempfinden, heimliches Reiben an den Genitalien. Und dann das Gewitter!

Und dann die Worte der Mutter: »Was hast du nur wieder angestellt, dass der liebe Gott so schimpfen muss!?«

Der Kinderbuchautor Janosch, der am Tage dieses Textes 90 Jahre alt wird, sagte in einem Interview:
»Die katholische Kirche war mein größter Geburtsfehler! Prügelnde Eltern, Druck vonseiten der Kirche, die ihm keinen anderen Ort nach dem Tod verhieß als das Fegefeuer.«
Umso mehr versteht man ein Zitat von ihm, das am Tage seines 90. Geburtstages neben einem Foto von ihm abgedruckt ist:

Meine Lieblingsjahreszeit ist die Zeit
Der Ewigkeit nach dem Leben.
Immer nur Sonne
Und kein Gott in der Nähe.

Viele meiner Patienten, na, sagen wir: alle, die ab 1900 geboren wurden bis in die Nachkriegsjahre, wurden in der Regel streng nach Befehl und Gehorsam erzogen, bestraft mit Schlägen, oft mit dem Gürtel des Vaters. Und dazu noch die Gottesfurcht, also ein Gott, der bestraft und der alles zu sehen scheint. Nur eben kein gütiger Gott.

Hätte ich zu Beginn meiner Praxistätigkeit schon dieses Wissen von heute gehabt, diese Erfahrungen, wie sich Fehler in der Kindeserziehung einer bestimmten Episode auf das gesamte Weiterleben des Menschen auswirken, hätte ich schon viel früher erkennen können, dass es in der Medizin einen ganzheitlichen Ansatz geben muss. Diese Erfahrung war ein langsamer Reifeprozess und hat mich schließlich zum ganzheitlichen Mediziner werden lassen.

22. Die Seele schießt in den Rücken

Diesen einprägsamen Satz sagte einmal Johanna Bargl zu mir, als sie wegen starker Rückenschmerzen in meinem Sprechzimmer saß. Ich fragte sie, welche Lasten ihr Rücken denn zu tragen habe, dass er ihr diese Signale sende. Sie litt sehr unter dem autoritären Auftreten ihres Ehemanns, und außerdem hatte sie noch die Schwiegereltern im Haus leben und zu versorgen. Es waren Flüchtlinge aus Oberschlesien, sparsam bis zum Geiz und nach außen fromm und katholisch. Frau Bargl litt in diesem Spannungsfeld. Wenn sie sich mal zu einer dreitägigen Seniorenreise anmeldete, um einmal aufzutanken, ihrer Seele mal Luft und Milieuwechsel zu verschaffen, musste sie sich Vorwürfe anhören, sie werfe das Geld aus dem Fenster.

In einem therapeutischen Gespräch sagte sie mir einen Satz, der sich mir einprägte:

»Die Lösung des Problems wäre, sich von dem Problem zu lösen.«

Damit meinte sie ihren Ehemann. Aber das ließ das strenge katholische Denken nicht zu.

Als bei ihr eine Krebserkrankung ausbrach, fragte ich mich, ob es die vielen ungeweinten Tränen waren und die vielen Sorgen, die dazu beigetragen haben könnten, dass der Krebs bei ihr entstehen konnte.

Heute weiß ich, dass es diese Zusammenhänge gibt. Wir nennen dieses Forschungsgebiet die Psychoneuroimmunologie (PNI).

Diese Wissenschaft ist in der Medizinerausbildung noch immer ein Stiefkind. Die USA und England sind uns hier um Jahrzehnte voraus. Erst seit vielleicht 20 Jahren wagt sich diese Wissenschaft hierzulande aus der Deckung. Professor Christian Schubert forscht hierzu in Innsbruck. Ich durfte ihn während meiner Ausbildung zum Psychoonkologen kennenlernen und verweise hierbei auf eines seiner Bücher:

»Was uns krank macht, was uns heilt. Aufbruch in eine neue Medizin.«

Wir müssen das Zusammenspiel von Körper, Seele und Geist besser verstehen lernen.

Hierzu hilft vielleicht diese Geschichte von Ella Herrmann:

23. Du Hitlerkind! Du Bastard!

Ella Herrmann ist Jahrgang 1946. Ich kenne sie nur klagend, angst- und jammervoll. Sie hat oberschlesischen Dialekt, spricht schnell und leise, und alle Gedanken kreisen um ihre Körpersymptome, die sie in übertriebener Selbstbeobachtung wahrnimmt und hinter denen sie immer eine schwerwiegende Erkrankung vermutet. Was bleibt mir als Arzt anderes übrig? Ich muss die Aussagen von Frau H. ja ernst nehmen, nehme Blut ab, schicke sie zum Schilddrüsen-arzt, zum Orthopäden und anderen Ärzten. Zwischenzeitlich wird sie in Eigeninitiative im Krankenhaus vorstellig oder in den Not-aufnahmen verschiedener Krankenhäuser oder ärztlichen Bereit-schaftsdiensten.

Niemals kam etwas Zielführendes zu Tage, keinerlei pathologische Befunde im Blut, Ultraschall oder in der Magnetfeld-Resonanz-To-mografie (MRT).

»Frau Herrmann, wir haben wieder nichts gefunden, was Ihre Be-schwerden erklären könnte! Haben Sie denn eine Erklärung für Ihre Krankheit?«, frage ich.

»Nein«, antwortet sie. »Sie sind doch der Arzt!«

Ich: »Frau Hermann, erzählen Sie doch einmal über Ihre Kindheit.«

Sie: »Nein, das möchte ich nicht.«

Ich: »Aber da muss doch etwas gewesen sein, was Sie verstecken und über das Sie nicht reden möchten, das aber raus **will**! Ich meine, dass hinter Ihrem Schwindel, dem Herzrasen, dem Kloß im Hals, Ihren Magenschmerzen, den Durchfällen, Ihrer Schlaflosigkeit und der dauernden Unruhe irgendetwas steckt, was raus will!«

Sie: »Ach, das wollen Sie gar nicht wissen, Herr Doktor.«

Ich: »Doch, Frau Hermann, genau dies muss ich alles wissen, um Ihnen helfen zu können!«

Im nachfolgenden Gespräch kommt so einiges zu Tage, das ich aus meiner Erinnerung biografisch nur sehr grob wiedergeben kann:

Sie wird 1946 als Tochter eines französischen Zwangsarbeiters in Ostdeutschland geboren, wo ihre Mutter lebte. Nach dem Krieg gründete sich die DDR, und ihre Doktrin sah vor, dass uneheliche Kinder der Mutter weggenommen und in ein Heim gesteckt wurden.

Die Mutter der kleinen Ella übersiedelte nach Polen, wo ihr dieses Schicksal nicht drohte. Die Mutter sprach kein Wort Polnisch, lebte in Kattowitz in Oberschlesien, einer damals deutschsprachigen Provinz in Polen.

Ellas Kindheit war belastet von Ausgrenzung: Als deutsches Kind war sie im kommunistischen Nachkriegspolen »das Hitlerkind«, und da sie vaterlos aufwuchs, bekam sie bald ein weiteres Schimpfwort nachgerufen: »du Bastard!«, weil vermutlich auch bekannt wurde, dass ihr Vater Franzose war.

Als sie zehn war, versammelten sich Freunde der Familie zu einem Geburtstag in ihrer Wohnung im vierten Stock eines Mehrfamilienhauses. Irgendwann sang man dem Geburtstagskind das Ständchen »Hoch sollst du leben!«.

Die deutsche Sprache war verboten, schnell war die Polizei da, weil das Lied bis auf die Straße drang, und nahm die damals zehnjährige Ella und ihre Mutter mit und sperrte beide getrennt (!) 48 Stunden ein. Welche Ängste um ihre Mutter und um sich selbst mag die kleine Ella damals verspürt haben? Aber es ist noch nicht alles, was ihr in ihrem jungen Leben zugestoßen ist:

»Meine Mutter hat dann noch mal geheiratet. Einen Mann aus Weißrussland! Mein Stiefvater. Als ich 14 war, hat er sich an mir vergangen. Ich habe es der Polizei erzählt, war am Kommissariat – niemand wollte davon was wissen: Ich war alleine. Auch die Mutter glaubte mir nicht.«

2003 übersiedelte sie von Polen nach Hessen. Ein ganz neues, ganz anderes Land, in das sie kam. Sie reiste ihrem Sohn nach, der schon vor ihr nach Deutschland übersiedelte. Aber sie fühlte sich wieder fremd:

»Vor allem, was ist mit Deutschland!?«, formulierte sie vorwurfsvoll über das neue Land, mit dessen Liberalität sie so ihre Schwierigkeiten hatte.

Unsere ersten gemeinsamen Kontakte waren kompliziert, geprägt von gegenseitigem Unverständnis. Irgendwann war ich so weit, dass ich ihr sagen konnte, dass man ihr mit einem Medikament gegen die Depression helfen könne, wenn sie es denn einnehme. Natürlich wollte sie das Medikament nicht einnehmen, bei allen Nebenwirkungen, die der Beipackzettel versprach.

Sie: »Sie wollen mich umbringen, Herr Doktor!«

Ich: »Nein, will ich nicht, aber vermutlich Sie!«

Sie: »Wieso!?«

Ich: »Na, haben Sie noch nie über Selbstmord nachgedacht, Frau Herrmann?«

Der Halsausschnitt verfärbte sich rötlich, sie nestelte nervös mit ihrer Hand am Kragen ihrer Bluse und begann zu weinen.

»Einmal, Herr Doktor? Hundert Mal!«

Daraufhin nahm Frau Herrmann das verordnete Medikament, und vier Wochen später war sie eine andere Frau.

Sie: »Herr Doktor, ich bin Ihnen so dankbar. Meine Gedanken sind nicht mehr so grau, ich schaffe meinen Alltag wieder. Gehe wieder raus, mein Herz schlägt nicht mehr so unruhig, und ich schlafe besser.«

In dieser Zeit erhielt sie durch Nachforschungen ihres Sohnes über den Suchdienst des DRK die Nachricht, dass ihr leiblicher Vater 1997 in Frankreich gestorben sei.

Er überlebte die Gefangenschaft und kam zurück in seine Heimat Frankreich. Dort heiratete er und bekam einen Sohn. Diesen besuchte sie, nachdem man erst postalisch Kontakt miteinander aufnahm. Sie hatte von nun an einen Halbbruder.

Sie kam beglückt von ihrer Reise nach Frankreich zurück und schenkte mir eine Flasche guten französischen Rotwein. Sie erzählte von ihren Begegnungen in ihrer »neuen Familie«, aber auch davon, dass ihr Vater sich mit 55 Jahren umgebracht hatte.

Was mag er als Altlast oder verletzter Seele aus dem Krieg mitgebracht haben? Vor allem auch mit dem Wissen, eine Tochter zu haben, die er nie hat kennenlernen dürfen.

Ich konnte darüber nur spekulieren. Aber auch die Tatsache, dass sich dieser Mann suizidierte, schuf für mich als behandelnden Arzt eine neue Situation: Fortan musste ich noch mehr damit rechnen, dass Frau Herrmanns Suizidgedanken auch in die Tat umgesetzt werden könnten.

Dann erkrankte ihr Mann Josef. Ein stoisch ruhiger Mensch, kein Wort zu viel, freundlich, korrekt und gelassen. Der entgegengesetzte Pol in der Ehe.

Erst stolperte das Herz, dann erfolgte eine Bypass-Operation. Alles überstand er gut. Ella an seiner Seite war eine fürsorgliche Ehefrau. Später kam eine neurologische Erkrankung hinzu, an deren Folgen er schließlich starb.

In der Betreuung und später seiner Pflege vergaß Frau H. alle ihre Beschwerden. Sie ging in ihrer Aufgabe auf, sie funktionierte, wie wir sagen, und vergaß dabei, ihre Medikamente gegen die Depression weiter einzunehmen.

Fünf Jahre später sah ich Frau H. wieder. Ich war mittlerweile im Ruhestand, aber im Rahmen einer Praxisvertretung war sie bei mir: »Herr Doktor, ich bekomme schon seit zwei Monaten keine Luft.«

Dabei sah ich sie unnatürlich tief und schnell einatmen, also Hinweise für eine psychogene Hyperventilation. Die Augen sorgenvoll weit auf, und bei jedem Atemzug dellte sich die FFP-2-Maske nach innen ein, so tief zog sie nach Luft. Dann die Botschaft: »Im Krankenhaus haben sie mal gesagt, ich hätte ein Emphysem.«

Ich weiß natürlich, was solche Botschaften bei Laien und insbesondere ängstlich hypochondrischen Menschen auslösen können. **Die Aussage des Arztes als krankmachende Botschaft.**

Ihre Lunge war gut belüftet, der Pulsoxymeter zeigte 98 Prozent Sauerstoff an, was ein gesunder Wert ist, also keine objektiven Hinweise auf das Vorliegen einer Lungenerkrankung.

Ich begann wieder von vorne:

Ich: »Frau Herrmann, haben Sie denn zwischenzeitlich Ihre Altlasten und Ihren seelischen Sperrmüll bei einem Psychotherapeuten abgegeben?«

Sie: »Ach, Herr Doktor! Wo man anruft, nur Absagen. Bei Dr. C. habe ich 20 Mal auf Anrufbeantworter gesprochen, und ich bekam nie einen Rückruf. In Fulda sagt jeder: ein halbes bis ein Jahr Wartezeit.«

»Ja! Aber hätten Sie sich angemeldet und gewartet, wären Sie heute bereits lange in einer Therapie«, gab ich zur Antwort.

Darauf ihre verzweifelte und hilfesuchende Antwort:
»Bei dieser Krankheit ist das beste der Tod.«

Was ich mit dieser Geschichte erzählen will:
Die Grundlagen für ihre ängstliche Persönlichkeit und die sich daraus entwickelnden somatoformen oder depressiven Störungen haben ihren Ursprung in frühester Kindheit und der Verletzung ihrer kindlichen Seele. Wir sprechen von einem **Leibgedächtnis**. Das unbewusste Erleben als Kind ist in Körper und Seele abgespeichert. Eine lebenslange Matrix.

24. Berührende Medizin oder Gebühr in Medizin

In meinen gelegentlichen Bereitschaftsdiensten im ÄBD, das ist die Zentrale, in der Hausärzte ihren Notdienst in der Nacht, an Mittwoch- und Freitagnachmittagen sowie an den Wochenenden versehen, werde ich oft konfrontiert mit einer anderen Medizin, die ich so nicht mehr kenne und die mich offen gestanden oft sprachlos macht.

Da kommt der Patient, der seit zwei Wochen Unterleibsschmerzen hat, gibt seinen Urin zur Untersuchung ab und sitzt dann bei mir:

Ich: »Sie haben Ihren Urin untersuchen lassen. Der ist in Ordnung. Warum?«

Er: »Ich wollte wissen, ob er in Ordnung ist.«

Ich: »Ja, haben Sie denn Beschwerden beim Wasserlassen?«

Er: »Nein. Ich hatte dem Hausarzt nur gesagt, dass es mir hier unten weh tut«, dabei zeigt er auf die rechte Leistenregion, »dann hat er mir kurz da auf den Bauch gefasst und gesagt: Das ist ein Harnwegsinfekt und hat mir dieses Antibiotikum verschrieben.«

Ich: »Ja, was!? Hat er keinen Urin untersucht?«

Er: »Nein. Er hat mir hier dieses Antibiotikum verschrieben.«

Ich untersuche den Patienten im Liegen und im Stehen und lasse ihn gegen meine untersuchende Hand am Unterleib husten und spüre, wie sich ein kräftiger Leistenbruch gegen meine Hand presst.

Ich: »Haben Sie denn Schmerzen, wenn Sie im Auto sitzen und auf Gas oder Bremse treten?«

Er: »Ja, genau, da auch. Und beim Treppensteigen oder Heben.«

Ich: »Sie haben einen Leistenbruch, Herr K.«

Ein anderer Fall aus dem ärztlichen Bereitschaftsdienst, in dem auch Arzthelferinnen aus verschiedenen Praxen der Stadt und Umgebung mitarbeiten. Eine der Mitarbeiterinnen bat mich, ob ich mal während meines Dienstes nach ihrem Papa schauen könne, sie mache sich Sorgen, er habe schon seit Wochen so Leibschmerzen und Probleme mit dem Stuhlgang.

Als Biancas Vater vor mir steht, sehe ich sofort eine starke Blässe, die auf eine Anämie hinweist. Herr M. ist LKW-Fahrer im Fernverkehr. Ich untersuchte ihn an einem Samstag.

Ich: »Herr Mengel, waren Sie wegen Ihrer Beschwerden schon mal bei Ihrem Hausarzt?«

Er: »Ja, letzte Woche Mittwoch, da hab' ich mir Urlaub genommen. Da war ich zum Check-up. Er hat alles untersucht, es sei alles in Ordnung.«

Ich: »Ja, was? Wurde auch Blut untersucht?«

Er: »Ja.«

Ich: »Auch Tumormarker und ein Blutbild?«

Er: »Weiß ich nicht, jedenfalls sei alles in Ordnung.«

Ich: »Hat er Sie auch von hinten, rektal, mit dem Finger untersucht?«

Er: »Nein, das nicht.«

Ich untersuche den Patienten auf der Liege und taste alsbald im linken Unterbauch eine Verhärtung in der Tiefe des Bauches. Bei der digital-rektalen Untersuchung taste ich im Rektum einen harten, kastaniengroßen Tumor, und an meinem Handschuh findet sich schwarzes Blut.

Noch am selben Tag schicke ich Herrn Mengel in das benachbarte Krankenhaus. Er wird operiert, erhält mehrere Chemotherapien, stirbt aber circa ein Jahr später.

Natürlich hätte die Vorsorge beim Hausarzt Herrn M. sein Leben auch nicht mehr gerettet. Warum ich aber diesen Fall schildere:

Mir fällt zunehmend auf, dass Patienten nicht mehr richtig untersucht werden. Sie werden nicht mehr angefasst, nicht mehr berührt. Die Ausbildung der jungen Mediziner geschieht an Geräten, sie lernen Sonografien, Ultraschalldoppler, Echo-Untersuchungen des Herzens, ja, auch operieren, wenn sie die chirurgische Ausbildung wählen. Aber auch hier nimmt ihnen das CT oder MRT viel Arbeit ab. Dies ist keine Kritik an neuen diagnostischen Verfahren. Nein! Ich bin froh, dass wir heute so viele gute diagnostische und therapeutische Verfahren entwickelt haben. Wir alle profitieren davon. Auch ich durfte erfahren, wie wenig invasiv, aber so hilfreich ein Herzkatheter sein kann, wenn das Engegefühl in der Brust beseitigt und ein Stent eingesetzt wird. Ein neues Leben wurde mir geschenkt (Danke, Dr. G. S. und Dr. T. P.!), während mein Vater mit 56 und mein Onkel mit 60 Jahren an einem Herzinfarkt versterben mussten, weil es damals solche technischen Wunder noch nicht gab.

Aber zurück: Wir Studenten der 70er Jahre haben noch sogenannte Klopfkurse besucht, haben lernen müssen, wie man den Brustkorb, das Herz, den Bauch untersucht. Ich sage gerne: **Das Herzabhören ist das ECHO des kleinen Mannes, oder die Lunge abhören ist das Röntgen des kleinen Mannes.**

Ich weiß nicht, ob dies heute noch gelehrt wird. Aber ich sehe eine Trendwende – und da bin ich mir mit vielen meiner Alterskollegen einig: eine Trendwende hin zur monetären Medizin! Was ist der Patient bereit an IGeL-Leistungen zu bezahlen, wo kann ich als Arzt etwas dazuverdienen, reicht doch oft das kassenärztliche Salär in der Hausarztpraxis nicht aus, um Mitarbeiter und Praxis zu finanzieren.

Insbesondere Privatpatienten müssen oft herhalten zur »Quersubventionierung« einer Kassenarztpraxis. Werden doch alle Leistungen von deren Kassen zum 2,3-fachen Satz vergütet. Privatpatienten brauchen den Hausarzt als Lotsen! Ich sage diesen immer wieder mal: »Als Privatpatient sind Sie in vielen Facharztpraxen ein Goldfisch im Haifischbecken!«

Doch zurück zu Herrn Mengel, bei dem nur der Blutzucker und das Gesamtcholesterin bestimmt wurden, als er zum Check-up bei seinem Hausarzt war. Mehr zahlt die Kasse nicht an Laborleistungen für die Vorsorge- und Gesundheitsuntersuchung.

Diesen Kollegen und Kolleginnen möchte ich gerne erzählen, wie ich es gehandhabt habe: Patienten bekamen bei mir immer ein sogenanntes Praxisprofil. Darin waren sämtliche wichtigen Laborparameter enthalten, auch Schilddrüsen-, Entzündungswerte, Blutbild, Niere, Leber, Elektrolyte. Hatten Patienten eine Krebserkrankung in ihrer Familie, bot ich ihnen an, Tumormarker bestimmen zu lassen. Diese zahlten sie selbst, die Kasse übernimmt erst diese Kosten, wenn eine Krebserkrankung vorliegt. Die Kosten des sogenannten Praxisprofils lagen vielleicht bei etwa fünf Euro, ein Betrag, der nicht im Check-up vorgesehen ist, sondern nur 85 Cent für Blutzucker und Cholesterin.

In der Gesamtbetrachtung war es mir völlig egal, dass ich mein Laborbudget überreizte oder keine Prämie der Krankenkassen bekam für eingesparte Laboruntersuchungen, weil diese fünf Euro von mir getragen wurden und nicht vom Patienten. Wichtig war mir das Ergebnis! Denn durch mein Schrotschusssystem landete ich Zufallstreffer, die auf akute oder chronische Erkrankungen hinwiesen, auch auf Leukämien oder andere Bluterkrankungen. Aber diese Zufallsergebnisse ermöglichten mir eine frühzeitige weiterführende Diagnostik und schließlich eine zielführende Therapie.

Dies, liebe junge Kollegen/innen, hat meinem Ruf sicher nicht geschadet. Immer wieder höre ich heute von Patienten:

»Wir müssen betteln, dass mal Blut abgenommen wird.«

»Krankengymnastik wird gar nicht mehr aufgeschrieben.«

»Wenn ich Krankengymnastik will, muss ich immer erst zum Orthopäden.«

Hallo!? Geht's noch? Diese Patienten zahlen monatlich hohe Beiträge in die Kassen, und wir verweigern ihnen Leistungen? Und wenn ich einen Patienten zur Verordnung zum Orthopäden schicke: Hiermit entlaste ich doch das System nicht! Im Gegenteil: Ich belaste es, weil der Orthopäde eine ganze Fallpauschale abrechnen kann, ohne groß tätig zu werden. Etwas provokativ möchte ich hier von einer unterlassenen Hilfeleistung durch den Arzt sprechen.

Natürlich bin ich ein Gegner der Vollkaskomentalität einiger Patienten. Diesen schiebe ich immer einen Riegel vor. Aber ich plädiere für ein gesundes Mittelmaß.

Der Patient muss wieder im Mittelpunkt unseres Handelns stehen und nicht als Goldesel gesehen werden, den es zu melken gilt.

Als ich in einem anderen Bereitschaftsdienst eine Patientin wegen unklarer Bauchbeschwerden auf der Liege untersuche, hierbei auch die Lunge abhöre und sie im Stehen begutachte, fragt sie:

»Was ist denn jetzt passiert?«

Ich: »Ich habe Sie untersucht.«

Sie: »Das ist mir ja noch nie passiert!«

Dieses Zitat machte mich sehr, sehr nachdenklich.
Es sollte auch allen jungen Medizinern zu denken geben:
Benutzt wieder eure Hände. Nicht nur Worte. Patienten wollen
auch berührt werden – und wenn es nur ein freundliches Berühren der Schulter oder des Armes ist beim Hinausbegleiten aus dem
Sprechzimmer. Auch das Messen des Blutdruckes oder das Abhören
des Herzens ist eine rituelle Handlung, die für Nähe und Körper-
kontakt sorgen kann.

Dr. Müller-Wohlfahrt schrieb ein Buch: »Mit den Händen sehen«,
ein wunderschöner Buchtitel. Bei einer Vorstellung seines Buches
im großen Mediziner-Hörsaal der LMU in München stand ich auf
und sprach ins Mikrofon, nachdem ich mich als alter Hausarzt im
Ruhestand vorgestellt hatte:

»Sie, Herr Kollege Müller-Wohlfahrt, Sie fassen Ihre Patienten noch
an. Ich spreche gerne von einer ›berührenden Medizin‹, die Sie
noch durchführen im wahrsten Sinne des Wortes. Aber als ehemaliger Land- und Hausarzt muss ich leider erleben, dass dieses Wissen
verlorenzugehen scheint.«

Ich sitze mit meinem Bruder, einem auch berenteten HNO-Arzt aus
München, in der zweiten Reihe des riesigen und überfüllten Audi-
toriums und sehe, wie die Professoren und akademischen Lehrer
ihren Kopf drehen und sich mir zuwenden. Ihr Gesichtsausdruck
zeigt aktives Interesse. Ich drehe mich um und blicke gegen eine
steile Wand junger Studenten und Studentinnen. Ich spüre, dass
mein Mund trocken wird und man einen Kugelschreiber fallen hören könnte, und wende mich an die jungen Menschen:

»Liebe junge Kolleginnen und Kollegen. Ich fordere Sie auf: Berühren Sie Ihre Patienten. Berühren Sie diese mit Ihren Worten, berühren Sie Ihr Herz mit Ihrer Empathie. Aber berühren Sie auch deren Körper und untersuchen diesen. Allein diese Berührung kann schon eine Heilung einleiten!«

Sekundenlang ist es still. Als ich wieder Platz nehme, setzt hinter mir ein Trommelfeuer klopfender Fäuste auf die Tischpulte ein. Das hat mich nun auch sehr berührt, schien meine Botschaft doch angekommen zu sein.

Zum Ende dieses Kapitels und der Berührung durch unsere Hände noch ein Zitat einer russlanddeutschen Patientin, der ich einen Hauttumor am Hals und im Gesicht entfernt habe:

»Mei Herrgott! Ihr habbt goldige Händ! Ohne Arzt kann der Mensch nit sei!«

25. Vom Studenten, der mir die Augen öffnete

In der ärztlichen Ausbildung ist es üblich, dass Studenten auch Praktika außerhalb der Universität absolvieren, sogenannte Famulaturen. Immer wieder bildete ich Studenten aus, gab ich mein erlerntes Wissen doch gerne weiter, so wie ich es von meinen Lehrern kannte. Leider war die Nachfrage in meiner Praxis gering, da sie doch weit ab von attraktiven Universitätsstädten lag.

In meinen ersten Jahren in eigener Hausarztpraxis meldete sich ein junger Student, der in unserer Region lebte. Ich sagte natürlich gerne zu, aber nur unter einer Bedingung:

»Wir setzen uns nach Ihrer Famulatur zum Bier – oder auch zweien – zusammen, und Sie erzählen mir das, was Ihnen aufgefallen ist, was ich vielleicht gut gemacht habe, aber vor allem das, was ich aus Ihrer Sicht hätte anders oder besser machen können.«

Nach vier Wochen saßen wir in einem gemütlichen Gasthof bei Bier und Krautwurst, einer besonderen Spezialität dieser Region.

Wolfgang, wir waren längst beim Du, resümierte sodann:

»Ich fand das alles unheimlich interessant und spannend, so nahe am Patienten zu sein. Auch wie du mit denen umgehst, so offen. Die Hausarztmedizin ist ja echt spannend. Und nicht nur Husten und Pflasterkleben, wie an der Uni immer behauptet wird. Und das mit den Hausbesuchen. Klasse! Man sieht, wo und wie die Leute leben. Nur«, und da machte Wolfgang eine kurze Sprechpause, »mir ist aufgefallen, dass du die Patienten gar nicht mehr am Herzen abhörst!«

Ich musste nachdenken. Er hatte recht. Und gut beobachtet. Ich hatte nach zwei Jahren hausärztlicher Hausbesuchstätigkeit aufgehört, die Herzen der Menschen abzuhören. Was sollte es denn da Neues zu hören geben? Frau Müller hatte seit Jahren ihre Rhythmusstörung, der alte Herr Paul sein Herzgeräusch, das von der verkalkten Aortenklappe herrührte, und die nörgelige Else K. seit jeher eine absolute Arrhythmie, ganz abgesehen von den anderen Patienten, die kein Herzgeräusch hatten und deren Herz so ruhig und regelmäßig schlug wie die Kuckucksuhr an der Wand der Küche.

Immer wieder standen die Patienten vor mir und öffneten den Brustausschnitt ihrer Kleider, um den Doktor an ihr Herz zu lassen. Diese Bildsprache hatte ich damals noch nicht verstanden. Von Kollegen wurde diese Öffnung der Kleider über dem Brustausschnitt etwas humorvoll als »Kassendreieck« bezeichnet.

Heute weiß ich, und Sie stoßen in vielen Kapiteln dieses Buches immer wieder auf dieses Thema, wie wichtig Nähe und Berührung ist. Auch als heilendes Ritual. Wenn ich auch mit dem Stethoskop auf der Brust nichts wirklich Therapeutisches ausrichten konnte: Es war die Nähe und die Berührung, die dem Patienten signalisierte: »Der Doktor hat mich abgehört, es ist alles in Ordnung!«

Noch heute denke ich immer an meinen Studenten Wolfgang, der längst ein erfolgreicher und exzellent operierender Augenarzt ist.

Diese eine Aussage hat sich aber festgesetzt bei mir, und das Stethoskop erhielt bei jedem Hausbesuch seinen Landeplatz. Und auch ich
bekam immer etwas von ihm zurück in meiner Zeit als Hausarzt:
Kamen Patienten von mir in seine Praxis, begrüßte er sie meist mit
diesem Satz:

»Ach, Sie kommen vom Doktor Sauer! Bei dem habe ich gelernt.«

26. »Herr Doktor, das Alter ist eine Krankheit«

Diesen Satz sagte Heinrich Glaser zu mir, als er sich unter heftigen Gelenkschmerzen auf den Stuhl neben meinem Schreibtisch setzte. Er stöhnte und sagte: »Das Leben macht keinen Spaß mehr, es ist vielmehr eine Last!« Ich war damals 38 Jahre alt, erst drei Jahre niedergelassen als Hausarzt. Ich spürte keinerlei Wehwehchen, befand mich in der Blüte meines Lebens, wie man so schön sagt. Die wirklich ernstgemeinten Worte von Herrn Glaser kamen bei mir nicht an!

Wir sprechen in der Medizin und der Psychologie von sogenannten **Wahrnehmungsebenen.** Mit anderen Worten: Die Botschaft, die ich aussende, kommt bei dem Patienten ganz anders an. Er versteht sie anders, als ich sie meine. In diesem Fall kam aber seine Botschaft bei **mir** nicht an.

Hierzu ein Beispiel von Maria Fürst, die unter ihren Alterslasten immer klagsamer wurde, dabei auch missmutig und zunehmend verzweifelt. Sie litt außerdem noch an einer aktiven rheumatischen Erkrankung, die ihr auch nachts Schmerzen bereitete.

Ich: »Frau Fürst, wenn Sie Ihre Schmerzen auf einer Skala zwischen eins und zehn einordnen sollten, wo würden Sie sich einstufen?«

Sie: »Verstehe ich nicht, Herr Doktor.«

Ich: »Frau Fürst, bei eins kann man noch um den Maibaum tanzen. Bei zehn will man sich umbringen.«

Sie: »Ja! Zehn. Ja, zehn, das ist richtig.«

Monate später hörte ich durch einen Zufall von ihrer Hausnachbarin, die bei mir zur Konsultation war, die folgende Schilderung:

Frau F. sei nach Hause gekommen und habe ihr erzählt: »Der Sauer hat gesagt, ich soll mich umbringen.«

Da muss man als Hausarzt schon ein breites Kreuz haben, denn diese Nachbarin erzählt es der anderen Nachbarin, ihrer Freundin oder im Kirchenvorstand, »wie der Sauer mit den Leuten redet«. Und: »Wie kann der nur so etwas sagen!«

Diese vorher genannte Zahlenskala nennen wir die »Visuelle Analog-Skala« (VAS). Der Patient soll seine Schmerzen benennen in Form einer Zahl, und wir entscheiden dann, welches Schmerzmittel in diesem Fall am ehesten einzusetzen ist. Auch kann ich dann bei einem Kontrolltermin nachfragen, wie denn der Patient seinen Schmerz heute einstuft. Ist dieser zum Beispiel von sieben auf vier zurückgegangen, kann man von einem guten Therapieerfolg sprechen.

Doch nun zurück zu Herrn Glaser! Als junger Arzt hatte ich noch keinen wirklichen gedanklichen Zugang zu meinen geriatrischen Patienten. Heute weiß ich, dass dieser erst wachsen konnte mit den Jahren meiner beruflichen Tätigkeit und dem Sammeln von Erfahrungen. Hierzu ein Zitat von Marie von Ebner-Eschenbach:

In der Jugend lernt man, im Alter versteht man.

Sätze meiner Patienten wie:
»Herr Doktor, wenn es jetzt zu Ende wäre, wär' es nicht schlimm.«
(S. F., 88 J.)

»Wenn ich mein Leben ordentlich und verantwortungsvoll gelebt habe und jetzt 85 bin oder älter, dann muss ich doch das Recht haben dürfen, selbst zu entscheiden, wie ich das Leben beende. Muss ich denn noch warten, bis ich dement oder ein Pflegefall bin!?« (A. F., 86 J.)

»Ich habe gerne gelebt. Aber von mir aus kann es morgen rum sein! Der Rest ist ja ohne Duft.« (A. L., 96 J.)

»Ich habe jetzt erkannt, dass ich 86 Jahre alt bin. Ich bin noch da, aber nicht mehr dabei.« (F. K., 86 J.)

»Im Alter stirbt das Feuer im Menschen«, sagt Alexis Sorbas im gleichnamigen Film, den wir als junge Studenten in den 70er Jahren des Öfteren anschauten. Dieser Film löste damals unter Studenten eine Reisewelle nach Kreta aus. Auch mich zog es mehrmals dorthin. Mit Studienfreunden und VW-Bus lagerten wir in einsamen Buchten, schliefen im Freien, wir lauschten dem Rauschen des Meeres. Der klare Sternenhimmel zog über uns. Die Flasche Retsina in der Hand oder eine Zigarette. Auch mal einen Joint. An das Alter dachten wir nicht. Warum auch. Warum sollte man seine Jugend, seine absolute Schmerzfreiheit und die fast endlose Beweglichkeit seiner Gelenke nicht genießen dürfen.

Und als ich 1984 dann als junger Hausarzt antrat, um die Welt zu retten, war ich gerade mal 35 Jahre alt. Mir tat noch immer nichts weh, das Alter noch weit entfernt. Aber es kam näher. Wenn auch vorerst nur in den oben angeführten Zitaten, die aber auch mal humorvoll und selbstironisch geschildert wurden. So sagte der über 80-jährige ehemalige Kriminalkommissar auf meine Frage, wie es ihm gehe:

»Danke Herr Doktor, immer besser! Ich habe das Gefühl, als werde ich immer jünger. Ich mache schon wieder in die Windeln.«

Oder der ältere Herr Zenger, der seine Prostataerkrankung humorvoll folgendermaßen aufs Korn nimmt:

»Es geht langsam aufwärts, Herr Doktor. Früher habe ich mir auf die Schuhe gepinkelt. Heute auf die Knie!«

Und wird Goethe nicht das folgende Zitat zugeschrieben, welches ich auch immer mal wieder zitiert bekam, wenn ich ältere – in diesem Falle männliche – Patienten nach ihrem Befinden fragte?

Gerne der Zeiten gedenk ich,
als alle Glieder gelenkig –
bis auf eines!
Die Jugend, sie kehrt nicht wieder
Und steif sind meine Glieder –
Bis auf eines!

Heute bin ich 72 Jahre alt. Meine Haltung ist eine andere geworden. Ich habe erkannt, dass das Altern unheilbar ist.

Im Gespräch mit meinen älteren Patienten fielen mir Sätze ein wie:

Altwerden ist, wenn jeden Tag was Neues dazu kommt.

Alter ist, wenn nachts die Schmerzen schlimmer werden.

Das Alter ist keine Schönheit.

So sehr man die Feiertage liebte, so sehr wird man sie im Alter verfluchen.

Oder ich verwendete auch mal ein Zitat von Peter Ustinov:

Das Alter ist nicht schön. Aber es ist die bessere Alternative zum Tod.

Der grenzenlose Optimismus der Jugend ist einer Demutshaltung gewichen, und auch ich spüre immer mehr die eigene Schwerkraft. Auch lockt mich das Sofa heute mehr als früher das Rennrad. Und ich denke an ein Lied der Beatles, das ich als Jungspund und auch heute noch gerne höre: HELP!

Als ich noch jünger war, so richtig jung
Hatte ich nie die Hilfe anderer nötig
Aber das ist nun vorbei
Ich bin selbst nicht mehr so sicher
Hab' meine Meinung geändert
Meine Türen stehen nun weit offen
Hilf mir, wenn du kannst, ich fühl mich mies
Und wüsste deine Anwesenheit wirklich zu schätzen
Hilf mir, wieder auf die Beine zu kommen
Bitte, bitte, so hilf mir doch!

Als jugendlicher Teenager habe ich die Musik mit Begeisterung gehört, aber nicht so auf den Text geachtet. Mir gefielen die Melodie und der Rhythmus. Heute gefällt mir das Lied noch immer. Aber ich verstehe jetzt den Text viel besser. Weil ich selbst zunehmend den jugendlichen Rhythmus verliere.

Aber ich tröste mich mit einem Satz, dessen Urheber mir unbekannt ist:

Altwerden ist wie auf einen Berg steigen.
Je höher man kommt, desto mehr Kräfte sind verbraucht.
Aber umso weiter sieht man.

Hierzu passt vielleicht die Geschichte von Monsieur Robert:

27. Eine Begegnung der besonderen Art im elsässischen Weinberg

»Komm, lass uns umkehren«, sagte meine Frau auf einer Radtour im Elsass im April 2013. »Es ist so steil, und was willst du denn da oben?«

Ich sagte, dass ich mir gern das Schloss St. Hippolyte anschauen würde und dass es da oben Bänke gebe, auf denen wir schön ausruhen könnten mit dem wunderbaren Blick in die Rheinebene. Ich erwähne diese Begebenheit gleich zu Beginn dieser Geschichte, denn es sind oft die kleinen Dinge, die das Leben verändern. Denn: Hätte ich mich in dieser Situation nicht durchgesetzt, hätten wir die folgende Geschichte nicht erlebt, von der ich jetzt erzähle:

Wir saßen beide ziemlich erschöpft auf je einer der Bänke am Rande der Weinberge. Die Sonne wärmte unsere Haut, Vögel zwitscherten munter, und ein milder Wind bewegte das Laub der Reben. Insgesamt ein Gefühl, in diesem Moment zu 100 Prozent am richtigen Ort zu sein. Ich döste ein, hörte im Halbschlaf ein Auto kommen. Eine Tür öffnete sich, fiel wieder ins Schloss, und ich vernahm Schritte im Kies des Platzes. Von der Nachbarbank, auf der meine Frau saß, vernahm ich eine Männerstimme. Meine Frau unterhielt

sich mit diesem fremden Mann. Irgendwann hielt ich es für ange-
bracht, mich aus meiner Ruhelage zu erheben und mich unserem
Besuch zuzuwenden.

Ich sah einen circa 70-jährigen, gepflegt gekleideten Mann. Er trug
eine modische Steppjacke über einem Markenhemd, ein Seidentuch
trug er im Hemdausschnitt und auf dem Kopf einen modischen Hut.

Die Haut an seiner rechten Gesichtshälfte war weggefressen, ich
konnte bis auf die Gesichtsknochen sehen. Der Hinterkopf ebenso
voller Defekte, vermutlich auch der vom Hut bedeckte Teil des Kop-
fes. Die offenen Stellen waren teilweise eitrig, teilweise nekrotisch.
Es roch nach Eiter und Verwesung. Fliegen näherten sich den Wunden, angelockt vom intensiven Geruch.

Als Arzt erkannte ich schnell, dieser Mann hatte einen weit fortgeschrittenen weißen Hautkrebs, ein Basaliom. Trotz dieses ganz of-
fensichtlichen Makels unterhielt sich dieser Herr voller Würde und
Haltung in einer vornehmen Freundlichkeit mit meiner Frau. Ich
gesellte mich dazu und stellte mich vor. Wir kamen ins Gespräch,
und ich sagte, dass uns die Landschaft hier sehr gefalle. »Ja«, sagte
er in einem typisch elsässischen Akzent, »diese Landschaft ist sehr
gemütlich.«

Er begutachtete unsere Mountainbikes und erzählte, dass er selbst
früher mit dem Rad in den Anden geradelt sei. Auch sei er Alpinist
gewesen, und die Weinberge, auf die wir schauten, gehörten ihm.

»Und da haben Sie sich viel der Sonne ausgesetzt«, sagte ich.
»Dann ist Ihre Hauterkrankung sicherlich eine Folge der Arbeit im
Weinberg und Ihrer Hobbys?«

Er war erstaunt, dass ich seine Krankheit als typischen Hautkrebs
erkannte. Ich sagte, dass ich Arzt sei.

»Da unten, die große Halle bei der Autobahn, das ist meine Firma.
Sie gehört jetzt meinen Söhnen. Wir füllen jeden Tag 300.000 kleine

Flaschen Rotwein für die Fluggesellschaften ab. Singapore Airlines, Qantas und noch andere.«

Ich antworte: »Und jetzt sind Sie gekommen, um sich hier hinzusetzen und auf Ihr Lebenswerk zu schauen, und dann haben wir auch noch Ihre Bank besetzt.«

Ja, er sitze jeden Tag hier und schaue auf seine Weinberge. »Wer weiß, wie viele Tage mir noch bleiben?!«

Es entspann sich ein typisches Arzt-Patienten-Gespräch. Er sprach von seinen unsäglichen Schmerzen, dem Morphin, was er einnehmen müsse. Schließlich krempelte er die Hosenbeine hoch und zeigte mir seine durch Eiweißmangel geschwollenen Unterschenkel und fragte:

»Docteur, gibt es Hoffnung?«

Es fiel mir schwer, diesem netten und so sehr sympathischen Menschen in einem so fortgeschrittenen Tumorstadium Hoffnung zu vermitteln, weil ich auch selbst nicht mehr an eine Heilung glaubte und ihn nicht belügen wollte. Und so antwortete ich nach einer kurzen Denkpause, in der ich mir die folgenden Worte zusammensuchte:

»Monsieur, ich denke, Sie sollten zufrieden und mit Stolz zurückblicken auf das, was Sie gesehen und geschaffen haben. Sie haben die Welt bereist und von oben gesehen und dürfen jetzt hier von dieser schönen Stelle auf Ihr Lebenswerk hinabblicken.«

Auch solle er wegen der Wasseransammlungen in den Beinen seinen Arzt in Colmar aufsuchen, um sich das Blut untersuchen zu lassen und sich gegebenenfalls Blut zuführen lassen.

»Kommen Sie mit«, sagte er und ging mit mir zu seinem Renault Clio. Dort gab er mir zwei Flaschen Wein und verabschiedete sich mit den Worten: »Es hat mich sehr gefreut, Sie hier zu treffen. Ich wünsche Ihnen beiden alles Gute.«

Ich antwortete: »Seien Sie behütet!«

Dann stieg er in sein Auto und fuhr davon. Wir sahen dem kleinen Auto hinterher, wie es am Schloss Hippolyte vorbei ins Tal rollte.

Beide hatten wir Tränen in den Augen und waren von dieser Begegnung auf eine eigenartige Weise berührt. Den restlichen Nachmittag, ja, die folgenden Tage konnten wir Robert, wie er hieß, nicht mehr vergessen, und er war täglich in Gedanken bei uns.

Mit dem Fahrrad fuhren wir zum Sitz seiner Firma und notierten uns den Namen, um diese später zu googeln.

Ich hatte vor, ihm etwas zu schicken, nämlich ein Buch des Extremradsportlers Hubert Schwarz, »Durch Wüstensand und Hochgebirge. Mit Rennrad und Mountainbike über die Anden«. Ich besaß dieses Buch mit persönlicher Widmung, bin ich doch mit Hubert Schwarz viele Male geradelt für karitative Zwecke und bei der Tour der Hoffnung, einer Prominenten-Radtour für krebskranke Kinder.

Am Abend zappte ich mich im Hotelzimmer noch ein bisschen durch das TV-Programm und blieb auf 3sat hängen. Es lief ein Film des wissenschaftlichen Autors Joachim Faulstich über »Das Geheimnis der Heilung«.

Es gibt Heilung, sah und hörte ich, wenn man daran glaubt und die Hoffnung nie aufgibt. Das war eine der Botschaften, die mich an diesem Abend erreichten.

Und jetzt komme ich zum Anfang der Geschichte zurück:

Ich bin überzeugt, wenn wir nicht diese Begegnung mit dem schwerkranken Robert gehabt hätten, wäre ich nicht so sensibilisiert gewesen für diese wissenschaftliche Fernsehsendung, sondern hätte umgeschaltet zu leichterer Kost. Ich beschloss, mir die DVD von Joachim Faulstich nach unserer Rückkehr aus dem Elsass zu besorgen und sie zusammen mit dem Buch von Hubert Schwarz an Robert zu schicken.

Es gibt in unserem Leben oftmals schicksalhafte Verläufe und besondere Zufälle. Als ich diese Geschichte von Monsieur Robert während einer medizinischen Fortbildung einer neben mir sitzenden Kollegin erzählte, antwortete diese:

»Es gibt keine Zufälle. Zufälle fallen einem von Gott zu!«

Im Mai schrieb ich an Robert folgenden Brief:

»Cher Monsieur Robert,

wir erinnern uns an das Gespräch mit Ihnen am 23. April in den Weinbergen von St. Hippolyte.

Meine Frau und ich waren sehr bewegt von Ihrem Schicksal, und wir konnten spüren, dass Sie noch einige Jahre leben möchten, trotz Ihrer Hauterkrankung. Das können wir nur zu gut verstehen, und wir wünschen Ihnen, dass es doch noch etwas gibt, was Ihnen vielleicht helfen kann. Vielleicht eine radikale Operation mit Hauttransplantationen? Nur sollten Sie nicht mehr zu lange warten. Besprechen Sie es bald mit Ihren Ärzten.

Wir haben uns über Ihre Offenheit gefreut, Ihre Erzählungen von Ihrer Arbeit, Ihren Reisen und Ihrer Krankheit.

Sie haben uns die gesamte Urlaubswoche gedanklich begleitet. Wir sind auch heute noch in Gedanken oft bei Ihnen und wünschen, dass unsere positiven Gedanken Ihnen vielleicht helfen können.

Sie haben die Welt von oben gesehen. Sie waren auf vielen Gipfeln der Alpen. Von oben bekommt man eine andere Sicht auf die Welt und ist Gott näher. Vielleicht hilft Ihnen diese positive Rückschau auf Ihr reiches Leben, das vor Ihnen Liegende besser zu bestehen.

Was ich Ihnen als Arzt gerne zusätzlich empfehle, wäre Folgendes:

Glauben Sie an die Kraft der positiven Gedanken. Wenden Sie Ihre Gedanken fest nach innen, und sagen oder befehlen Sie den gesunden

Zellen, sie sollen den verdammten Krebs verdrängen. Ihre gesunden
Zellen sollen die kranken Zellen bekämpfen und besiegen.
Machen Sie das jeden Tag! Aktivieren Sie Ihre inneren Selbsthei-
lungskräfte! Es gibt solche Wunder in der Medizin!
Sie haben schon so viele Berggipfel oder Passhöhen besiegt. Vielleicht
gelingt es Ihnen doch noch mit guten und fokussierten Gedanken,
Ihren Krebs zu besiegen. Wir wünschen es Ihnen von Herzen!
Ich habe einen Freund, er ist Extremradsportler, Motivator und
Mentaltrainer. Ich schicke Ihnen ein Buch von ihm. Vielleicht erfreut
es Sie und erinnert Sie an Ihre Tour in den Anden als 60-Jähriger und
weckt positive Erinnerungen, die Ihnen Kraft schenken können für
Ihre positiven Gedanken, die Sie jetzt brauchen.
Wenn Sie Rat und Hilfe brauchen, will ich Ihnen gerne zur Seite
stehen!
Gott behüte Sie!«

Wenige Tage später klingelte das Telefon in meinem Sprechzimmer.
Die Helferin Melanie sagt: »Da ist irgendjemand aus Frankreich, ich
habe seinen Namen nicht verstanden, der will Sie sprechen.«

»Ja, klar«, sagte ich, »stell durch!«

Es war Robert! »Was für eine Freude«, rufe ich ins Telefon. Er sagt:
»Ermann, die Freude ist ganz bei mir!«

Den Dialog erinnere ich nicht mehr genau, zu sehr war ich gerührt
davon, dass ich ihm eine so große Freude habe machen können mit
dem Buch und der DVD. Wir telefonierten noch einige Male miteinander. Später nur noch mit seiner Frau, denn sie hatten trotz ihrer
weltweit agierenden Firma nur ein stationäres Telefon in ihrer Wohnung, das man ihm nicht ans Bett bringen konnte.

Im Herbst 2013 kam ein großes Paket bei uns an. In diesem waren
zwölf Flaschen feinster elsässischer Wein, das Buch und die DVD
sowie eine Traueranzeige mit Dankesworten an mich.

Elf der zwölf Flaschen haben meine Frau und ich auf das Wohl von Robert getrunken. Eine bleibt für immer ungeöffnet.

28. »Ich habe gelernt, dass ich eine Seele habe. Und an der hängt mein Körper«

Diesen Satz sagte mir eine geheilte Krebspatientin, die bei mir zu einer besonderen psychoonkologischen Behandlung war, der »Maly-Therapie«. Diese versucht mit Hilfe von Meditation und Berührung und dem Wissen der Psychoneuroimmunologie, den verlorengegangenen Glauben an die Heilung wieder zum Leben zu erwecken. Der Glaube an die Heilung kann auch eine solche bewirken. Immer wieder werden Patienten mit düsteren Botschaften aus den Kliniken entlassen:

»Sie wissen ja, was Sie haben. Gehen Sie nach Hause und regeln Ihre Angelegenheiten.«

Oder:

»Schauen Sie mal im Internet nach, dann wissen Sie so ungefähr, wie lange Sie noch zu leben haben.«

Manchmal aber auch: Der Chef- oder Oberarzt entlässt den Patienten mit den Worten:

»Rein statistisch gesehen, haben Sie noch vier bis fünf Monate zu leben.«

Wenn Sie jetzt glauben, solche Äußerungen seien von mir erfunden, so irren Sie. Es sind Originalzitate meiner Patienten, die zu mir kommen, um diese zusätzliche Methode der Heilung zu erlernen. Diese Botschaften der Ärzte sind Nocebo-Botschaften! Also das ganze Gegenteil einer Placebo-Wirkung, mit der wir Ärzte lernen sollten, zu arbeiten. Viele Ärzte kennen oder nutzen dieses wundersame Geheimnis aber nicht (Siehe auch Kapitel: Der Placebo-Effekt).

Man sollte immer die Patienten mit einer positiven Botschaft entlassen: »Sie werden sehen, Frau Müller, heute Abend geht es Ihnen schon besser, wenn die Spritze wirkt.« Oder: »Legen Sie sich hin, hören Sie auf Ihren Körper, schonen Sie sich und sagen Ihrem Immunsystem, es soll Sie wieder gesund machen. Sie werden sehen: In drei Tagen geht es Ihnen deutlich besser. Wenn nicht, sehen wir uns wieder, oder Sie rufen mich an.«
Verlässt sich aber der Patient auf die unheilvolle Botschaft des entlassenden Arztes, dass er nur noch ein halbes Jahr zu leben habe, wird er in sechs Monaten tot sein. Die Wissenschaft spricht hier von der »selbsterfüllenden Prophezeiung«.

Frau Krause war so eine Frau, die diese Botschaft der Ärzte nicht annahm. Ich war noch jung niedergelassen, und ihr Verhalten hat auch einen Teil dazu beigetragen, dass ich heute so denke, wie ich es hier schreibe und gerne weitergeben will an jüngere Arztgenerationen.
Frau Krause war 57 Jahre alt. Ihr Brustkrebs hatte bereits gestreut in Lunge und Leber. Auch für mich als damaligen klassischen Schulmediziner war das ein Todesurteil. Sie saß mir gegenüber, man spürte, dass sie ihre Krankheit negierte, sie nahm sie einfach nicht an.

Sie: »Die haben mir im Krankenhaus gesagt, dass ich bald sterbe! Denen zeig' ich's aber. Ich mache nicht, was die wollen. Ich kämpfe!«

Sprachlos saß ich da und dachte so bei mir, dass das Wunschdenken sei.

Ihr Mann, mit dem ich im Sommer gelegentlich eine Runde Rennrad fuhr, saß mir einmal alleine gegenüber. Er fragte:

»Was meinst du, Hermann, wie lange das noch geht bei Eva?«

Ich: »Otto, die nächste Weihnacht wird die letzte sein – wenn sie diese erlebt.«

In Angehörigengesprächen versuche ich immer, ehrlich zu sein. Nicht alles, was ich weiß, muss ich sagen. Aber das, was ich weiß, sollte wahr sein. Und ich dachte damals so. Aber ich sagte dies Otto auch, damit er sich auf das Sterben seiner Frau mental einstellen und es damit rechtzeitig realisieren konnte.

Denn immer wieder kam ich in Situationen, in denen ich erleben musste, wie Angehörige völlig ausrasteten, als die seit Monaten dahinsiechende Tante, Mutter oder Oma verstarb, obwohl man um ihren aussichtslosen Zustand wusste. Niemand hatte sie vorbereitet, es gab noch keine Palliativpflege. Die Sterbebegleitung oblag uns Hausärzten. Aber nicht jeder Hausarzt sprach so freimütig über den Tod und das Sterben wie ich. So musste ich in Wochenenddiensten oft skurrile Trauerreaktionen erleben, wenn ich zur Todesfeststellung von Patienten anderer Ärzte gerufen wurde.

Bei Frau Krause vollzog sich ein Wunder. Sie erlebte die erste Weihnacht nach ihrer Entlassung. Dann kam unweigerlich wieder Weihnachten, ein Jahr später! Sie sitzt triumphierend mir gegenüber und sagt:

»Da habe ich es Ihnen aber ganz schön gezeigt, dass ich heute noch lebe!«

Ich: »Wieso …!?«

Sie: »Sie haben doch zu Otto gesagt, dass ich doch nur – wenn überhaupt – eine Weihnacht überlebe. Und jetzt bin ich immer noch hier. Das zweite Weihnachten!«

Hat doch dieser blöde Otto eine Information, die nur ihm galt, an seine Frau weitergegeben. So wollte ich das nun wirklich nicht, denn diese war nur für ihn gedacht.

Aber diese meine Worte hatten eine lebensverlängernde Botschaft an ihr Immunsystem ausgesendet: »Lieber Krebs, dem Sauer, dem zeigen wir's!«

Heute wissen wir dank der Psychoneuroimmunologie (PNI): Positive Gedanken lassen das Immunsystem Killerzellen ausbilden, die Krebszellen angreifen. Und dieser Heilwirkung bedient sich die »Maly-Therapie«.

Uta Lachmann, die auch zu einer solchen psychoonkologischen Behandlung bei mir war, sagte mir folgenden Satz, den ich nie wieder vergessen werde und immer wieder gerne an Krebspatienten weitergebe:

Ich sage meinem Krebs immer: Wenn ich sterbe, stirbst du auch!

Und ein aufopferungsvoll pflegender Sohn sagt über seine 96-jährige Mutter:

»Wir tun morgens und abends beten! Das ist besser als jede Ergotherapie und Logopädie.«

29. Geh aus, mein Herz, und suche Freud' …
… aber nicht immer beim Kardiologen

In einer meiner Praxisvertretungen nach meiner Tätigkeit als Hausarzt in eigener Praxis begegnete mir Gerda Schumann, eine gesunde Mittsechzigerin, mit den Worten:

»Der neue Doktor wird im Ort so gelobt, jetzt will ich den auch mal kennenlernen!«

Eine solche Begrüßung erfreut natürlich mein Herz, und ich antworte, dass ich Tagelöhner sei hier auf dem Gnadenhof und noch gutes Heu zu fressen bekomme. Ein Lachen folgt, das Eis ist gebrochen, und wir sind mitten im Gespräch:

Ich: »Bei Ihnen sind alle Werte prima, Ihr Blutdruck ist in Ordnung, das Herz schlägt regelmäßig. Wieso sind Sie eigentlich alle Jahre dreimal beim Kardiologen?«

Sie: »Der bestellt mich immer wieder ein. Einmal Herzecho, dann Ultraschall der Halsschlagadern, dann zur Kontrolle der Aorta.«

Ich suche nach alten Arztbriefen des Kardiologen und finde jedes Mal Normalbefunde mit der Diagnose Hypertensive Herzkrankheit.

(Diese Diagnose rechtfertigt vor der Krankenkasse die abgerechneten Leistungen.)

Ich: »Wer hat Sie denn zum Kardiologen geschickt und wann?«
Sie: »Das war die Frau Doktor! Damals hatte ich so Herzrasen und Herzstolpern.«
Ich: »Wann war das genau?«
Sie: »Ich glaube so 2015? Ja, genau 2015 war das.«
Ich: »Wieso wissen Sie das jetzt so genau?«
Sie: »Damals ist mein Mann gestorben, und im gleichen Jahr hat sich noch meine Tochter von ihrem Mann getrennt. Die hatten erst gebaut und zwei kleine Kinder ...«

In diesem Moment ist mir alles klar! Frau Schuhmann litt unter einem »gebrochenen Herzen«. Es war Herzeleid. Aber keine strukturelle Herzkrankheit. Ihre damalige Hausärztin, sie war jung und verfolgte noch keinen ganzheitlichen Ansatz, wollte sich absichern und schickte Frau S. zu einem benachbarten Kardiologen. Dieser sagte ihr sinngemäß, es sei so weit alles in Ordnung, aber sie solle in einem Jahr wiederkommen zur Kontrolle. Aus dieser Kontrolle wurden weitere, erst zwei, dann drei im Jahr. Das hatte natürlich monetäre Gründe, denn gesunde Menschen sind schnell und unkompliziert zu untersuchen und spülen leichtes Geld in die Kasse des Arztes.

Nun gilt das Gesagte natürlich nicht für jeden kardiologischen Kollegen. Aber wir Hausärzte wissen alle um dieses Problem. Denn braucht man mal einen dringenden kardiologischen Termin wegen akuter Veränderungen im EKG oder dem Nachlassen der Pumpleistung des Herzens, erhalten die Patienten zur Antwort, den frühesten Termin könne man erst in neun Monaten anbieten.

Ich: »Frau Schumann, darf ich Ihnen was sagen?«

Sie: »Ja, natürlich, Herr Doktor!«

Ich: »Frau S., Sie brauchen nicht mehr zur dreimaligen kardiologischen Untersuchung im Jahr gehen!«

Sie fragend: »Wieso das jetzt, Herr Doktor?«

Ich: »Weil Sie nichts, ja rein gar nichts am Herzen haben. Ihr Herz ist pumperlgesund! Es kam nur mal kurzzeitig aus dem Rhythmus, 2015, bei all Ihren Belastungen. Aber mal ehrlich: Sie kamen da doch auch aus Ihrem Rhythmus?«

Frau S. schwieg kurz. In diesem Moment fiel die Sonne durch die Jalousie auf ihr Gesicht, und es begann mit der Sonne synchron zu strahlen. Die Botschaft, »nichts am Herzen zu haben«, fiel ihr mit einem Schlag wie ein »Stein vom Herzen«, hatte sie doch über fünf Jahre mit der Angst einer Herzerkrankung leben müssen.

Ich erinnere mich noch zu gut, wie befreit Gerda S. aus dem Sprechzimmer ging, sich bedankte mit den Worten:

»War es doch gut, dass ich mal zu dem neuen Doktor bin.«

Und ehrlich gesagt, ich fühlte mich auch irgendwo befreit und habe gedacht: Du bist jetzt hier genau am richtigen Ort zum richtigen Zeitpunkt.

Dies soll nicht nach Selbstlob klingen. Nein, es soll andere Kolleginnen und Kollegen anregen, auch noch ihr altes Wissen einzubringen in die heutige Medizin. Ich kann heute mit 72 Lebens- und über 44 Berufsjahren eine ganz andere Sicht der Dinge einnehmen.

Die Jahre an beruflicher Erfahrung, der Wegfall bürokratischer und administrativer Aufgaben in eigener Praxis zusammen mit einem nur halben Arbeitstag von vier bis fünf Stunden machen mich zum tiefenentspannten, mitfühlenden Arzt. Das ist auch für mich ein neues Erleben, war ich doch in eigener Praxis immer nur der »Gejagte« mit Arbeitstagen von zehn bis zwölf Stunden, Nacht- und Wochenenddiensten.

Mein Wissen ist bei weitem nicht mehr tagesaktuell, und von Leitlinien weiß ich wenig. Ich nenne diese gerne »Leidlinien«, weil sie uns Ärzten vorschreiben, wie wir was zu behandeln haben. Vor allem medikamentös. Und noch eines befremdet mich in der heutigen Leitlinienmedizin: Wir müssen hochwertige Edelstahlbestecke nach einmaligem Gebrauch zum Hausmüll tun. Die Schere und die Pinzette aus rostfreiem Stahl sollen nach nur einmaligem Fädenentfernen entsorgt werden! Wer erklärt mir die Sinnhaftigkeit dieser Maßnahme? Wir haben in unserer alten Praxis alle Bestecke selbst sterilisiert und hatten keinerlei Wundinfektionen zu beklagen. Als Sohn einer Mutter, die den Krieg und die Nachkriegszeit erleben musste, kann ich natürlich nichts wegwerfen. Ich lasse alle diese Bestecke sammeln und schicke sie gereinigt nach Nepal oder in ein Hospital nach Kamerun.

Leitlinien über Gesprächstherapie, Empathie oder Zuhören gibt es keine. Und so will ich hiermit Berufskollegen im Ruhestand ermutigen: Macht euch wieder auf in die Praxen, wenn auch nur stundenweise. Es lohnt sich. Ihr bekommt viel zurück. Und wenn es so ein schöner Satz einer wolgadeutschen Patientin ist:

»Tausendmal Dank, dass ich bei dich kunnt kumme. Ihr habt mir schun viel konnt helfe. Ich bet jed Woch ein ›Vater unser‹ fier eich!«

Natürlich will ich mit dieser Geschichte niemals die Kardiologen schlechtreden. Ich bin dankbar, dass wir diesen Zweig der Medizin haben. Er rettet viele Menschenleben und bringt unser Herz wieder in einen normalen Rhythmus. Auch ich verdanke mein Weiterleben den Kardiologen, denen ich **von ganzem Herzen** danken möchte!
Da fällt mir noch eine Geschichte ein. Ich nenne sie mal:

30. Das gebrochene Herz. *Oder:* Die Geschichte vom eisernen Heinrich

Herr Segler war damals etwa 53 Jahre alt, als ihn seine Frau verließ und sie mit ihrem neuen Freund in eine andere Stadt zog.

Nun stand er von heute auf morgen alleine da. Der Beruf als Journalist nahm ihm viel Zeit, zwei Kinder (neun und elf) bei der Mutter. Der pubertierende 15-jährige Sohn blieb bei ihm.

Herr Segler litt Monate unter der Trennung, hatte depressive Episoden. Der Rosenkrieg zog sich in die Länge, finanzielle Nöte drückten ihn. Der Sohn war nicht unbedingt eine Hilfe, sorgte doch sein Testosteronschub dafür, dass er oft reizbar und ungeduldig war, den Vater kritisierte und immer mal ein neues Mädel mit nach Hause brachte nach dem Muster aus Loriots Film »Pappa ante portas«: »Das ist Uli, das ist Emico, das ist Püppi!«

Keine leichte Zeit für Herrn Segler. Er brannte aus. Nach und nach.

Dann saß er bei mir, wirkte erschöpft, unruhig getrieben, der Gesichtsausdruck freudlos, die Hautfarbe blassgrau.

Er erzählte mir seine Geschichte und dass er nachts spüre, wie sein Herz stolpere. Ich hörte sein Herz ab und vernahm vereinzelte Extraschläge, die mir aber nicht weiter gefährlich erschienen.

»Herr Segler«, sagte ich, »ich glaube es ist besser, wenn wir mal ein Langzeit-EKG anlegen würden.«

Er stimmte zu. Zwei Wochen später besprachen wir das Ergebnis. Es zeigten sich in der Tat massivste Herzrhythmusstörungen mit über 6.000 Extraschlägen, dazu noch Doppelschläge und sogar ein Triplet, wie Kardiologen eine dreifache Extrasystole bezeichnen würden. Es handelte sich also durchaus um eine sogenannte maligne Herzrhythmusstörung der Klassifizierung Lown IVb. Herr Segler hätte tot umfallen können.

Ich: »Herr S., das hier sieht ja gar nicht gut aus. Sie haben mit Recht das Herzstolpern wahrgenommen. Schauen Sie mal hier in der Grafik: Von acht Uhr bis 19:45 Uhr über 6.000 Extraschläge! Das nenn' ich mal eine Nummer. Aber, und darüber hatte ich vorher schon gestaunt, warum hören die Extraschläge genau so gegen 20 Uhr auf, und der Rhythmus stabilisiert sich wieder? Schauen Sie hier: noch paar vereinzelte Extraschläge, aber ab 23 Uhr gar nix mehr. Was ist denn an diesem Tag passiert?«

Er: »Da habe ich ein lange vor mich hergeschobenes Telefonat mit meiner Ex in Nürnberg geführt. Es ging um unser Haus und darum, ob wir es verkaufen müssen. Es ist noch schuldenbelastet.«

Ich: »Ja, und – weiter! Spannend!«

Er: »Ich habe mit einem Gewitter gerechnet. Meine Ex kann alles andere als handzahm sein. Ich hatte Angst vor Vorwürfen und einem lauten Disput.«

Ich: »Ja, und …?«

Er: »Es war ein flaues Sommerlüftchen, nicht mehr. Das Gespräch war fair, und sie war sogar zum ersten Mal seit unserer Trennung sachlich und freundlich. Hat auch von Emma und Klara erzählt, unseren Töchtern. Und danach war ich mit meiner Männerrunde zum Skat spielen.«

Ich: »Das war für Sie wie ein Befreiungsschlag?«

Er: »Ja, so kann man es sagen.«

Ich: »Ich denke, für Ihr Herz war es das auch. Das erinnert mich ja an ein Märchen der Gebrüder Grimm. Ich glaube, es ist die Geschichte vom Froschkönig und dem eisernen Heinrich!?«

Er: »Inwiefern? Ich erinnere mich jetzt nicht.«

Ich: »Nun, der treue Heinrich war so betrübt, als sein Herr in einen Frosch verwandelt wurde, dass er sich hat drei eiserne Bande um sein Herz legen lassen, dass es ihm nicht zerspringe.«

Er: »Ach ja, jetzt erinnere ich mich an das Märchen.«

Ich: »Herr Segler! Als der Frosch erlöst war und wieder zum Königssohn wurde und bei Heinrich auf dem Wagen saß, sagte dieser: ›Heinrich, der Wagen bricht!‹ Aber da antwortete der treue Heinrich: ›Nein, Herr, der Wagen nicht, es ist das Band von meinem Herzen, das da lag in großen Schmerzen, als Ihr in dem Brunnen saßt!‹«

Wochen später besuchte ich eine Weiterbildung in Berlin und traf meinen Schulfreund Michael S., der in Wiesbaden eine große kardiologische Praxis führte. Ich erzählte ihm die Geschichte von Herrn Segler. Er war sprachlos. Wir saßen in einem Biergarten an irgendeinem Berliner Gewässer. Er nahm einen großen Schluck Bier, atmete tief aus und antwortete:

»Mensch, Hermann, was für eine Geschichte. Ich brauch' das Langzeit-EKG! Schick mir eine Kopie. Ich habe nächste Woche einen Vortrag über die Einflüsse der Seele auf das Herz! Da passt das doch perfekt.«

Ich antwortete, dass man früher – noch in unserer klinischen Ausbildung – die Psychokardiologie belächelt habe! Es gäbe keine seelischen Beeinflussungen auf das Herz, das Herz sei ein selbstständiges Organ.

Michael stimmte mir zu und sagte, dass auch heute noch die Psy-chokardiologie ein Stiefkind sei in seinem Fachgebiet.

Dann war unser Fachgespräch beendet, denn meine in Berlin le-bende Tochter gesellte sich zu uns, und wir verbrachten den Abend ohne Medizin. Unsere Medizin war jetzt das ein oder andere weite-re Bierchen und das Schwelgen in gemeinsamen Erinnerungen an unsere Heimatstadt.

31. Die Pubertiere

Danke, Jan Weiler, für die schöne Überschrift zu diesem Kapitel. Ihr Buch beschreibt in so humorvoller Weise das Innenleben unserer heranwachsenden Kinder. Auch ich durfte zwei eigene Kinder durch ihren mentalen Umbau begleiten, hatte aber auch fast täglich mit Jugendlichen zu tun, die sich mit ihrem Umfeld in einer zeitweisen Schräglage befanden.

Auf die Frage an die Mutter des 14-jährigen Florian, wie es ihr denn so gehe, kam ihre spontane Antwort:

»Herr Doktor, ich bin 48, mein Sohn ist 14! Was denken Sie, was das für ein Hormongewitter ist zu Hause!?«

Der Zugang zu den Jugendlichen gestaltet sich oft schwierig. Sie sind in einer Abnabelungsphase vom Elternhaus. Ihr ansteigender Hormonspiegel lässt sie vom Kind zum Heranwachsenden werden.

Die Kleidung ändert sich wie die Form des Gesichtes mit größer werdender Nase und zum Teil eitrigen Anhangsgebilden der Gesichtshaut. Eine Tatsache, die Jungs und Mädels noch unzufriedener macht beim täglichen und mehrmaligen Blick in den Spiegel.

Man sieht schon beim Eintreten ins Sprechzimmer an der Körpersprache von Mutter und Tochter, dass deren Verhältnis sehr angespannt erscheint und die Tochter vermutlich gerade noch im Auto zur Mutter sagte: »Mensch, Mama, du nervst total. Was soll ich denn beim Sauer? Da gehörst **du** doch hin!«

Dann sitzen Mutter und Tochter vor und neben mir, und ich sage zur Tochter: »Lotta, hast du deine große Schwester mitgebracht?« Ich ernte vernichtende Blicke von Lotta. Aber die Miene von Frau Sonnefeld wird heiter, und sie bedankt sich für das Kompliment. Das Eis scheint gebrochen. Erst mal. Dann wird es allerdings schwierig, denn Lotta kommt mit einer fraglichen Blasenentzündung. Im Urin finden sich außer weißen Blutkörperchen keine weiteren Hinweise für eine bakterielle Blasenentzündung.

Ich: »Frau Sonnefeld, dürfte ich mal mit Ihrer Tochter alleine reden?«

Sie: »Wieso? Sie ist 13. Ich habe doch ein Recht, dabei zu sein.«

Ich: »Natürlich haben Sie das. Aber im Interesse einer zielführenden Diagnostik macht es Sinn, dass ich mit Lotta alleine rede.«

Frau S. verlässt mit dem Gesichtsausdruck einer unverstandenen Mutter das Sprechzimmer.

Ich: »Lotta, hast du schon einen Freund?« Lotta errötet am Hals und im Gesicht.

Sie: »… ja, schon.«

Ich: »Da brauchst du dich gar nicht für zu schämen. Das ist völlig normal, und das hat die Natur oder der liebe Gott genau so vorgesehen für uns.«

Lotta nickt zögerlich, aber zustimmend.

Ich: »Wart ihr auch schon mal näher zusammen, intim?«

Sie: »Ja, schon. Auch.«

Ich: »Das ist ja auch gut so und schön. Hast du schon mal was von einer Honeymoon-Zystitis gehört?«

Sie: »Nein, wieso?«

Ich: »Nun. Da unten der Bereich deiner Scheide war bislang relativ unberührt und einsam. Und jetzt kommt da so ein fremder Eindringling und begehrt um Einlass.

Die Scheidenregion muss sich erst mal an den fremden Gast gewöhnen und ihn richtig kennenlernen. Das, was du da beim Pipimachen spürst, ist im Grunde nur gereiztes Gewebe in der Scheidenregion, nämlich wenn der salzige Urin da drüber läuft. Du musst dir also gar keine Sorgen machen. Mit einer Blasenentzündung hat das nichts zu tun.«

Solche Situationen sind nicht immer einfach zu lösen. Einerseits bestehen bestimmte Mütter darauf, dem Gespräch beizuwohnen. In diesem Fall muss ich aber genau die gleichen Fragen stellen, und ich bringe die junge Patientin unter Umständen in eine sehr peinliche Situation, weil sie ihrer Mutter noch nicht mal von einem Freund erzählte. Sie war ja angeblich immer bei ihrer Freundin Silke. Andere Mütter wiederum sind sehr nahe bei ihren Töchtern und haben ihre eigene Honeymoon-Phase nicht vergessen, und es besteht auch in sexueller Hinsicht ein guter und partnerschaftlicher Austausch.

Und oft bekam ich zur Antwort: »Danke dafür, dass Sie das mit mir alleine besprochen haben.«

Solche Situationen gibt es natürlich auch zwischen Mutter und Sohn.

Die Mutter beklagt den Interessensverlust in der Schule. Ihr Sohn sitze nur am Computer oder spiele mit dem Handy. Er sei immer so in sich gekehrt. So ganz anders als sonst: »Das ist nicht mehr mein Johann, Herr Doktor!«

Ich: »Frau Kumpf-Müller, wie alt ist Ihr Johann?«
Sie: »14.«

Ich: »Oh, Johann! Scheißalter! Da wird deine Mutter langsam schwierig, oder?«

Ich ernte ein verschmitztes Lächeln, und Johann dreht sein Gesicht der Mutter zu und grinst.

Ich: »Frau Kumpf-Müller, das ist ja Ihr einziger Sohn. Mit Ihren Töchtern hatten Sie keine Schwierigkeiten während der Pubertät?«

Sie: »Nein. Nicht solche. Es hat wohl schon mal gekracht. War aber irgendwie ganz anders.«

Ich: »Vielleicht hilft Ihnen ja die Vorstellung, dass Johanns Gehirn phasenweise wegen Umbauarbeiten geschlossen ist. Die Anfahrtswege sind gesperrt. Durchfahrt verboten.«

Frau K.-M. schaut etwas verlegen unter sich und murmelt etwas mir Unverständliches. Ich habe aber den Eindruck, dass meine Botschaft bei ihr angekommen zu sein scheint.

Ich: »Frau Kumpf-Müller! Ich habe eine gute Nachricht.«

Sie: »Ja?«

Ich: »Das geht vorbei.«

Sie: »Ja, hoffentlich. Bald!«

Ich: »Wir brauchen Zeit. Und Sie vielleicht ein bisschen mehr Gelassenheit.«

Gegen Johanns Pickel im Gesicht verschreibe ich dann noch eine wirksame Salbe und rate ihm, es nicht so zu tun wie ich früher – nämlich vor dem Spiegel zu stehen und die Dinger einzeln auszudrücken. »Das gibt hässliche Spritzer am Spiegel. Und den musst du dann auch noch saubermachen«, sage ich. »Aber am gefährlichsten ist es für deine Haut, Johann! Die kann sich bös infizieren, und dann kriegst du eine Blutvergiftung im Gesicht!« Das sitzt jetzt fest bei ihm in der Schaltzentrale, denke ich so bei mir, als ich Frau Kumpf-Müller und »Problemsohn« Johann hinausbegleite.

Ich neige gerne zu so klaren und bildlichen Aussagen, weiß ich doch, dass eine ehrliche und ernstgemeinte Botschaft bei jungen Menschen besser ankommt. Und einem Pubertier etwas aus der eigenen Pubertier-Zeit zu erzählen, erhöht sicher die Akzeptanz meiner Botschaften.

32. Wie ich von meiner Tochter was auf die Ohren bekam. *Oder:* Die Geschichte vom Hörgerät

»Papa«, sagte meine Tochter Friederike, »wann besorgst du dir endlich ein Hörgerät?« Fragen dieser Art kamen immer häufiger. Auch von Sohn Moritz und meiner Frau. Der Fernseher sei viel zu laut gestellt, und ich würde sie gar nicht mehr verstehen.

»Ihr seid ja auch schwer zu verstehen«, sagte ich, »ihr nuschelt so, sprecht leise. Und überhaupt: Wer versteht heute noch die Jugend«, setzte ich scherzhaft hinzu.

Meiner Tochter war es ernst. Sie hat in ihrem Studium gelernt, dass Menschen mit Schwerhörigkeit früher an Demenz erkranken. Dies geschieht auch durch sozialen Rückzug. Der Hörgestörte meidet den Besuch von Gaststätten, Familienfeiern oder anderen Zusammenkünften zum Beispiel in Vereinen, da er durch den Hörverlust zu wenig mitbekommt und nur über unangenehme Nebengeräusche klagt. Diese Rückzugstendenz unterstützt natürlich zusätzlich den Abbauprozess des Gehirns und kann einer Demenz damit Vorschub leisten.

Ich stimmte der Argumentation meiner Tochter zu. Nur, fragte ich, wie soll ich das im Sprechstundenalltag machen? Die Dinger in den Ohren und dann das Stethoskop noch drauf.

Ich fragte meinen Hörgeräteakustiker Hartmut Dietz hier im Ort. Ihm schickte ich bislang immer wieder Patienten, die mir in der täglichen Sprechstunde meinen Geduldsfaden reißen ließen. Musste ich doch alles zwei- bis dreimal wiederholen und so laut sprechen, dass mir sehr schnell die Stimmbänder schmerzten.

»Ja«, sagte Herr Dietz, »das stimmt. Das ist schon ein Problem. Da habe ich mir auch noch gar keine Gedanken darüber gemacht.«

Ich hatte also ein Argument und versprach meiner Tochter, dass mein erster Weg nach meiner Berentung zum Akustiker führen würde.

Zwei Jahre später war es so weit.

Zwischenzeitlich erinnerte ich mich auch immer wieder an meine Mutter und an ihre eigene Altersschwerhörigkeit! Wie schwer und anstrengend war es für uns Kinder, mit ihr zu kommunizieren. Auch hörte sie die Schelle nicht mehr, das Telefon sehr selten. Und ging sie mal nach draußen, fehlten ihr die akustischen Warnsignale einer Fahrradklingel oder eines Motorgeräusches. Auch sie bekam schließlich ein Hörgerät verpasst und trug es. Zumindest wenn wir vor Ort waren.

Und da ist eben noch ein Argument meiner Tochter, aus ihrem Studium: Je früher man damit beginne, desto leichter die Gewöhnung daran und umso besser für das Gehirn, damit es die Frequenzen nicht vergesse, die man ja nicht mehr wahrnimmt mit einer Hörstörung.

Zwei Tage nach meinem Abschied von der Praxis saß ich bei Herrn Dietz. Er machte mir einen Abdruck vom äußeren Gehörgang wie sonst der Zahnarzt vom Gebiss. Danach sagte er, dass mein Gehörgang zu eng sei für ein Hörgerätesystem, das man unsichtbar im

Ohr tragen könne. Ich müsse eines haben, das man hinter dem Ohr trage. Ich antwortete:

»Das ist mir ziemlich egal, Herr Dietz. Die Leute tragen Brillen, um intelligent auszusehen. Aber keiner trägt ein Hörgerät, um intelligent zu sein.«

Da musste er schmunzeln und sagte: »Stimmt! Da sagen Sie was ganz Richtiges!«

Nach einem Hörtest, der die schlechten Werte meiner HNO-Ärztin bestätigte, passte er mir noch am gleichen Tag ein Probegerät an. Das heißt zwei, für jedes Ohr eines. Ich solle es einfach mal eine Woche tragen und dann ein anderes ausprobieren.

Dann verließ ich seinen Laden. War ein bisschen stinkig. Denn jetzt fühlte ich mich alt! Erst in Rente mit 67 und jetzt die Hörgeräte, dachte ich so bei mir. Dann stieg ich auf mein Fahrrad, radelte an der Pizzeria vorbei, in den Schlosspark. Was war denn das jetzt, dachte ich. Was ist das für ein Rauschen? Komisch. Blöd, so ein Hörgerät. Will ich nicht.

Bis bei mir allmählich die Einsicht kam, dass es sich hier um das Rauschen des Fahrtwindes handeln könnte und um das der Blätter im Wind.

Und dann die Amsel. So laut habe ich sie ja noch nie gehört. Aus dem Schlosspark raus, radelte ich den Damenweg entlang, vorbei am Ententeich. Ja, was sind denn das für neue Geräusche? Die Vögel schreien mir ja regelrecht ins Ohr, und das Quaken der Enten hat auch eine neue Qualität. Hui, dachte ich so bei mir, das ist ja ein ganz neues Hörgefühl. Nicht mehr so dumpf. Hell und klar! Danke, meine Tochter. Danke, Herr Dietz.

Zu Hause angekommen, erschrak ich, als ich die Klospülung betätigte. Dieses Rauschen hörte ich zuletzt in Norwegen, am Wasserfall Langfossen. Und beim Händewaschen erschrak ich erneut. Wann habe ich zuletzt den Wasserstrahl des Wasserhahnes so klar und kräftig vernommen?

Ich brauchte ein paar Tage, bis ich meine Gegenwehr ablegte und mich an die Fremdlinge im Ohr gewöhnte.

Sie sind es lange nicht mehr. Ich bezeichne diese jetzt als meine kleinen Ohrenfreunde. Und mit dem Meister für Hörgeräte Hartmut bin ich längst »per Du«!

Aber Halt! Noch etwas am Ende dieser Geschichte:

Hörgeräte im Ohr und Stethoskop in den Ohren:

Es funktioniert prima. Und das Beste dabei: Ich höre sogar noch besser als vorher.

Auch mein Tinnitus ist wesentlich leiser und erträglicher geworden, ja, manchmal gar nicht mehr vorhanden.

33. Herr Doktor, Ihre Tabletten vertrage ich nicht

Die 68-jährige Frau Draxler kommt zu mir in eine Vertretungssprechstunde auf dem Dorf und beklagt die Nebenwirkungen ihres Fettsenkers.

Sie: »Immer, wenn ich die abends eingenommen habe, werde ich so unruhig und zappelig. Und da ist mein Blutdruck auch ganz hoch.«

Ich: »Wie lang nehmen Sie schon diesen Fettsenker, Frau Draxler?«

Sie: »Seit über drei Jahren. Aber ich hatte vorher das Simvastatin, da war das nicht, das habe ich besser vertragen.«

Ich denke nach, schaue in die Patientenakte und sehe, dass Frau D. als einziges Medikament nur diesen Fettsenker nimmt, der ihr vor drei Jahren statt des anderen Medikamentes verschrieben wurde. Ich messe ihren Blutdruck und stelle an beiden Armen einen deutlich erhöhten Blutdruck fest.

Ich: »Frau D., ist denn in Ihrer Familie ein Hochdruck bekannt?«

Sie: »Ja, beide meiner Eltern hatten Hochdruck.«

Ich: »Leben die noch?«

Sie: »Nein. Sind beide gestorben.«

Ich: »An was?«

Sie: »Der Vater hatte einen oder zwei Herzinfarkte, das weiß ich nicht mehr genau. Er war 80. Und die Mutter ist, glaube ich, mit 78 an einem Schlaganfall gestorben.«

Ich: »Na, Frau Draxler, da ist es gut, dass Sie heute gekommen sind. Da können wir jetzt was tun, dass Sie älter werden können als Ihre Eltern.«

Ich erkläre Frau Draxler, dass ihr erhöhter Blutdruck nichts mit dem einzigen Medikament zu tun habe, das sie einnehme. Auch seien die abendlichen Unruhezustände keine Nebenwirkung des Fettsenkers, sondern ein Zeichen für den erhöhten Blutdruck.

Ich: »Sie haben einen familiär vererbten Hochdruck, der sich erst jetzt bei Ihnen manifestiert hat. Gut, dass Sie gleich gekommen sind, denn jetzt werden wir den Blutdruck behandeln mit einem guten Medikament, und nächste Woche kommen Sie gegen zehn in die Praxis, und wir messen nach! Aber denken Sie daran, das Medikament wirklich jeden Tag zu nehmen. Auch nächste Woche, bevor Sie zu mir kommen.«

Ich erzähle diese kurze Episode, ist sie doch so typisch für unser Verhalten. Verspüren wir irgendeine Veränderung in unserem Befinden, so suchen wir nach einem Grund: »Wo habe ich das jetzt her? Was kann das sein? Ach ja, ich bekam ja letzte Woche die Grippeimpfung, dann kann das nur davon kommen.« Oder: »Ich muss jetzt doch noch mal den Beipackzettel lesen!«

Wir nennen das die **Kausalitätssuche** des Patienten.

Und siehe da: Im Beipackzettel wird man **immer** fündig. Im Grunde ähneln die sich alle. Denn sicherheitshalber wird vonseiten der Hersteller auf alle möglichen Nebenwirkungen hingewiesen, damit man juristisch auf der sicheren Seite steht. Die Verantwortung liegt somit beim Verordner, also bei uns Ärzten. Das heißt im Klartext: Die Pharmaindustrie ist fein raus. Es stand ja im Beipackzettel. Die **Schwarzer-Peter-Karte** halten wir Ärzte in der Hand. Rückblickend auf mein Berufsleben bin ich froh, dass es nie zu Klagen gegen meine Verordnungsweise kam.

Nun sind aber Nebenwirkungen immer möglich, denn wir erwarten ja auch die Wirkung eines Medikamentes. Wir Ärzte wissen aber, dass die heutigen Medikamente im Vergleich zu früher sehr sicher geworden sind. Und Ihr Arzt wird die typischen Nebenwirkungen gewisser Stofftypen kennen und das Präparat wechseln, wenn Sie ihn darauf ansprechen. So gibt es Blutdrucksenker, die Hustenreiz auslösen können, oder der ein oder andere Fettsenker kann auch mal unklare Muskelschmerzen auslösen.

Im Grunde gilt aber für uns alle: Wir können uns heute auf die Medikamente sehr gut verlassen. Nicht von ungefähr ist unsere Lebenserwartung in den letzten Jahren so deutlich gestiegen, dass wir ein hohes Alter erreichen können – im Vergleich zur Generation unserer Eltern.

Aber ob das ein Segen ist ...?

34. Unterlassene Hilfeleistung oder fahrlässige Tötung?

Norbert Biermann rief mich an. Sein Vater liege im Sterben, und er brauche meine Hilfe und bat mich, vorbeizukommen.

Als mir Norbert die Tür öffnete, sah ich schon in sorgenvolle Augen und ein bedrücktes Gesicht. Wir gingen durch die Küche in ein schmales Zimmer, wo sein Vater in einem alten und durchgelegenen Bett lag.

Er war schon weit abwesend, die Atmung verlangsamt, der Herzschlag unregelmäßig. Vater Biermann war Ende 70, hatte auch schon viele Krankenhausaufenthalte hinter sich, dadurch auch viele Diagnosen gesammelt und diverse Medikamente verordnet bekommen, die Norbert seinem Vater gewissenhaft verabreichte. Aber als Grunderkrankung hatte Herr B. eine koronare Herzkrankheit und einen insulinpflichtigen Diabetes, beide Erkrankungen hatte er schon über etwa 20 Jahre. Ich sagte:

»Norbert, weißt du – ich habe den Eindruck, dein Vater stirbt. Ich schlage vor, dass wir alle Medikamente absetzen. Alle außer dem Insulin. Da würde ich in geringer Dosis je nach Blutzuckermesswert angepasst spritzen. Aber eher verhalten, keine zu hohen Dosen.«

Wir vereinbarten, dass ich täglich nach seinem Vater sehen würde.

Am nächsten Tag war die Situation unverändert. Aber am dritten Tag schien Herr Biermann wiederauferstanden! Er saß in seinem Bett, begrüßte mich freundlich und fragte, was ihm die Ehre meines Besuches verschaffe. Ich sagte ihm, dass wir vor vier Tagen noch dachten, er sei auf dem Weg in den Himmel und dass Norbert und ich uns freuten, dass Petrus seine Pforten in diesen Tagen wegen Ruhetag geschlossen hatte.

Glück für Herrn Biermann. Denn dieser lebte noch viele Jahre nach dem oben geschilderten Ereignis. Ich hatte seine Medikamente auf ein absolutes Minimum reduziert, und das tat diesem alten Körper gut.

Was tun wir unseren geriatrischen Patienten eigentlich an? Ist das noch Hilfeleistung oder schon Mithilfe zur ärztlich verordneten Vergiftung? Auch heute noch erhalten wir Ärzte Entlassungsbriefe mit teilweise zweiseitigen Medikationsplänen, wie abgedrucktes Beispiel am Ende des Kapitels zeigt.

Natürlich gibt es ältere Patienten, die sowohl Osteoporose haben als auch eine Lungenerkrankung, erhöhte Blutfette, Hochdruck, eine psychiatrische Zusatzerkrankung und chronische Schmerzen. Was jetzt tun, fragt sich der Arzt im Krankenhaus oder in der Nachsorgeklinik.

Ein echtes Dilemma für Arzt und Patient. Einerseits will der Arzt leitliniengerecht handeln, andererseits bettelt vielleicht auch der Patient wegen seiner vielen Beschwerden um Hilfe und verlangt nach einer weiteren Medikation.

Jedes Medikament kann Nebenwirkungen verursachen. Viele Medikamente können viele Nebenwirkungen verursachen. Weiter sprechen wir noch von den »Interaktionen« der Medikamente. Das heißt, dass die Medikamente bei gleichzeitiger Gabe untereinander zu zusätzlichen Nebenwirkungen führen. Insbesondere bei älteren Patienten, die im Schnitt fünf Medikamente gleichzeitig einnehmen müssen, steigt die Wahrscheinlichkeit von unerwünschten Nebenwirkungen, da ihre Nierenfunktion naturgemäß altersentsprechend nachlässt.

Natürlich richtet eine Multimedikation nicht nur Schaden an. Jeder weiß, dass wir auch deswegen älter werden, weil wir eine bessere medizinische Versorgung haben, ein viel besseres Wissen als noch vor 50 Jahren und viel bessere Medikamente. Die Lebenserwartung beider Geschlechter hat sich deutlich nach oben entwickelt. Dies ist zum einen unseren besseren Lebensverhältnissen geschuldet, zum anderen aber auch einer besseren medizinischen Versorgung.

Insofern möchte ich die Medikamenteneinnahme nicht schlechtreden. Sie hat ihren Nutzen. Aber bedenken wir bitte alle, dass wir uns im Alter mit Medikamenten vergiften können.

Weniger wäre hier mehr!

Auch in Alten- und Senioreneinrichtungen besteht die Gefahr einer schleichenden Medikamentenvergiftung. Die bestehenden hausärztlichen Medikationen werden oft von hinzugerufenen Ärzten in den Notdiensten verändert, oder es werden wegen einer akuten Situation andere Medikamente hinzugefügt. Diese verbleiben dann aber oft als Dauermedikation im Verordnungsblatt und führen schließlich zu einem kaum sichtbaren, aber stetigen gesundheitlichen Abbau des geriatrischen Patienten.

Mein Fazit aus der langen Berufstätigkeit:
· immer ein gesundes Mittelmaß in allen Lebenslagen.
· besonders im Alter aber doppelte Vorsicht mit Medikamenten und im Zweifel immer mal den Versuch wagen, das eine oder andere Medikament abzusetzen.

Herrn Biermann hat es jedenfalls nicht geschadet. Er hat noch acht weitere Jahre leben dürfen.

Beispiel eines Medikationsplanes nach Entlassung (originale Wiedergabe) H. K., geb. 1938	
L-Thyroxin 50 Tabl.	1 – 0 – 0
Foster Dosieraerosol 100/60	1 – 0 – 1 Hub
Entocort 3 mg Kaps.	1 – 1 – 1
ASS 100 Tabl.	0 – 1 – 0
Prednisolon 5 mg Tabl.	1 – 0 – 0
Alendronsäure 70 mg Tabl.	1 × 1 mittwochs
Novaminsulfon 500. Tabl.	1 – 1 – 1 – 1
Kalinor retard Brausetabl.	1 – 0 – 0
Omeprazol 40 Kaps.	1 – 0 – 0
Torasemid 5 mg Tabl.	1 – 0 – 0
Tilidin 100/8 Tabl.	½ – 0 – ½
Tavor 1,0 mg Tabl.	1 – 0 – 0 maximal 2 pro Tag
Simvastatin 10 mg Tabl.	0 – 0 – 1
Levetiracetam 250 mg Tabl.	1 – 0 – 0 – 1
Levetiracetam 1.000 mg Tabl.	1 – 0 – 0 – 1
Risperidon 0,5 Tabl.	0 – 0 – 1
Oxcarbazepin 600 mg Tabl.	1 – 0 – 0 – ½
Vigantoletten 1.000 I. E. Tabl.	1 – 0 – 0
Magnesiocard Tabl.	2 – 0 – 0
Mirtazapin 30 mg Tabl.	0 – 0 – 1
Pipamperon 40 Tabl.	Bei Unruhe, max. 3 × 1

35. »Ein Kommissar auf Kortison«

So titelte die Fuldaer Zeitung in ihrem Kulturteil am 5. März 2018.

Und weiter in der Unterzeile: »Miro Nemec Band haut in der Orangerie die Zuhörer aus den Socken.«

Diese Episode meines Arztlebens ist nicht anonymisiert, da mein Patient selbst davon berichtete und die Zeitung darüber schrieb.

Alles begann so:

Ich hatte Bereitschaftsdienst im Fuldaer ÄBD, als ich eine gewisse Unruhe unter den anwesenden Arzthelferinnen spürte und schließlich Jenny zu mir sagte: »**Den** Patienten müssen Sie nehmen, den kenn' ich aus dem Fernsehen. Ich komm' nicht drauf, was der spielt, aber ich kenn' den, ich muss den nachher mal googeln.«

Ich betrat mein Arztzimmer drei, und der Patient saß bereits auf dem Stuhl mit dem Rücken zu mir. Ich erkannte ihn bereits von seiner Rückenansicht an seinem charakteristischen Kopf mit grauem Haar und sprach ihn beim Betreten des Zimmers gleich an:

»Sie sind also der Mensch, mit dem ich Sonntagabend immer das Sofa mit meiner Frau teilen muss!?«

Ich umrundetet ihn, setze mich ihm gegenüber und begrüßte ihn herzlich, schließlich hatte ich nicht allzu oft einen »Tatort«-Kommissar bei mir. In Wirklichkeit war es der erste, der sich zu mir trau-te. Dies aber notgedrungen, denn seine Stimme war weg, und er flüsterte mir zu, dass er heute Abend ein Konzert mit seiner Band habe.

Ich: »Au weh! Das wird schwierig, Herr Nemec! Was soll ich denn da tun?«
    Er: »Ein Sängerkollege sagte mir, da helfe Kortison.«
    Ich: »Ja, da habe ich auch schon drangedacht.«

Ich hängte ihn an einen Tropf mit hochdosiertem Kortison, mischte noch ein paar andere Sachen dazu. Verschrieb ihm noch ein korti-sonhaltiges Nasen- und Inhalationsspray und sagte, er möge sich im Hotel gleich hinlegen, sich ruhig verhalten, viel trinken, keinen Soundcheck machen und möglichst nicht reden. Ich gab ihm einen Zettel mit, auf den schrieb ich: **Sprechverbot, ärztlich verordnet!** Dann gab ich ihm mit auf dem Weg, er möge sicherheitshalber vor dem Konzert sagen, dass er heute noch beim Arzt war. »Denn stellen Sie sich vor, wenn Ihre Stimme nicht hält, die pfeifen Sie doch aus. Da ist Ehrlichkeit, glaube ich, besser.«
    Er bedankte sich vielmals und lud meine Frau und mich zum Konzert ein. Mehrmals tat er das, und es tat mir im Nachhinein leid, dass ich seine Einladung wegen eines bereits bestehenden Termins nicht annehmen konnte, denn am Montag las ich folgenden Text der Redakteurin Anne Baun in der Zeitung (Auszug):

Miroslav Nemec ist eine Naturgewalt. Trotz Grippe stand der »Tat-ort«-Kommissar und Musiker auf der Bühne der Orangerie und riss seine rund 300 Zuhörer von den Sitzen.
    »Ich lag darnieder wie Helene Fischer«, sagt Miroslav Nemec und wirft seine dreckige Lache an. Doch während die Schlagersirene tage-

lang flachlag und mehrere Konzerte kippen musste, ist Nemec in den
Zug nach Fulda gestiegen, hat sich ins Taxi gesetzt und in den ärztli-
chen Bereitschaftsdienst beim Klinikum fahren lassen. »Dr. Sauer hat
mich aufgepäppelt«, *erzählt er stolz.* »Ein super Typ.«
  Wer in diesem Moment mit einem verkürzten oder qualitativ ab-
gespeckten Konzert gerechnet hat, der wurde eines Besseren belehrt.
Ja, man fragt sich, wie Nemec, den vermutlich die meisten als Mün-
chener »Tatort«*-Kommissar Ivo Batic kennen, auf der Bühne agiert,*
wenn er vollkommen gesund ist. Denn dem 63-Jährigen ist von seiner
Grippe sowie der damit verbundenen Sprachlosigkeit der letzten Tage
nichts anzumerken, außer dass er immer wieder zum Wasserfläsch-
chen greift. Dieser Mann ist ein echter Rockstar! Und etwas später
im Text: *Nach* »Knocking On Heaven's Door« *verschwindet die Miro*
Nemec Band in die wohlverdiente Pause, nur um im Anschluss noch
energiegeladener zurückzukehren. Ob Dr. Sauer noch mal kurz back-
stage war?
  Es hat mich sehr gefreut, als ich das las, erfuhr ich doch, dass Mi-
ros Stimme gehalten hatte. Ich schickte ihm den Presseartikel der
Fuldaer Zeitung, und er bedankte sich mit einem sehr freundlichen
Schreiben und rief sogar bei uns zu Hause an, um sich nochmals zu
bedanken.
  Eine tolle Geste.

36. Verzeckt noch mal!

Ob die im vorherigen Kapitel genannte Redakteurin wusste, dass sie es schon mal mit mir zu tun hatte? Jedenfalls rief ich sie in der Redaktion ihrer Zeitung an, konnte sie aber nicht sprechen, da sie zu einem Außentermin war. Im Juni 2015 schrieb Anne Baun in der Kolumne »Zwiebelfisch« folgenden Artikel:

Zeichen, Wunder und die Panik
Verzeckt noch mal!

Es geschehen ja immer wieder Zeichen und Wunder. So sollen Menschen mit Flugangst dabei beobachtet worden sein, wie sie, ohne mit der Wimper zu zucken, eine Boeing bestiegen haben. Vegetarier beißen in Steaks, erklärte Singles sind innerhalb eines halben Jahres verheiratet, Männer bringen den Müll raus. Alles schon dagewesen. Und so habe auch ich vergangenes Wochenende völlig entspannt den ärztlichen Bereitschaftsdienst aufgesucht. Entspannt! Ich! Als eingefleischte Hypochonderin. Was war geschehen?

Eine Zecke hatte sich knöchelwärts verirrt, und beim vom Schlaf noch halbblinden Werkeln mit dem Nassrasierer hatte ich dem armen

Tierchen sauber den Hinterleib tranchiert. Blut, Getöse, wildes Herumhüpfen auf einem Bein. Mit einer Nadel versuchte ich den Rest aus meinem Bein zu popeln, was man erstens lassen sollte und zweitens sowieso nie klappt. Also auf zum Bereitschaftsdienst. Dort empfing mich ein tiefenentspannter, sehr freundlicher Arzt, der mich ohne viel Aufhebens entzeckte, mir den Rest des Spinnentieres unter die Nase hielt und erklärte, worauf ich die nächsten Tage zu achten hätte. Keine Panikmache, alles bestens. Doch kaum sickerte die Nachricht des Arztbesuches ins menschliche Umfeld, ging es los: »Lass dir sofort Antibiotika verschreiben.« Oder: »Oje, ich kenn' den Bruder, dessen Freundin hat 'ne Schwester, die beinahe an einem Zeckenbiss gestorben ist.«

Die Zeichen standen auf Sturm, das Wunder blieb aus. Drei Stunden später saß ich wieder vor dem Doktor, weil ich mir nicht so sicher war, noch einen Rest vom Rest in meinem Bein stecken zu haben. Was natürlich Quatsch war. Nächstes Mal höre ich vielleicht doch sofort auf den Fachmann. Versprochen.

Die Redakteurin hat überlebt. Auch ohne Antibiotika. Jedenfalls entnehme ich das ihren lebhaften und launigen Artikeln in der Zeitung. Und vielen Dank, Anne Baun, für dieses kleine Kapitel in meinem Buch.

37. Die Paralympics-Siegerin, der man Knüppel zwischen die Beine warf

Michaela F. ist 52 Jahre alt, als sie mir in einer Vertretungssprechstunde gegenübersitzt. Sie ist verzweifelt, weil ihre Krankenkasse eine Bewilligung für ein Hilfsmittel verweigere. Bei diesem Hilfsmittel handelt es sich um eine Beinprothese, in diesem Fall um einen Schaft für eine Badeprothese.

Ich kenne Michaela F. schon sehr lange. Sie lebt mit ihrem Mann am Ort. Dieser ist Physiotherapeut und ehrenamtlicher Betreuer der deutschen Paralympischen Mannschaft, die er schon nach Sydney, Athen, Peking und London begleitete. Dort nahm auch seine Frau Michaela als Leichtathletin teil.

Um die Geschichte von Michaela zu verstehen, möchte ich zunächst aus einer autobiografischen Skizze von ihr zitieren, die unter der Überschrift steht:

Ich lass' mich nicht behindern

1988 veränderte ein einziges Wort mein Leben: Osteosarkom. Mit 19 Jahren, gerade frisch gebackene Abiturientin, meinte ich, ganz klare

Vorstellungen von meiner Zukunft zu haben. In dieser Lebensphase fühlte ich mich endlich erwachsen, ich wollte mich ins wahre Leben stürzen und meine Selbstständigkeit genießen. Aber alles wurde anders. Dass ich noch viel schneller erwachsen wurde, als mir eigentlich lieb war, sei dahingestellt. Anstatt vom Leben aufgenommen zu werden, wurde ich von diesem für genau ein Jahr und elf Tage isoliert. Ich wurde plötzlich aus einer wohlbehüteten Welt, in der ich (glücklicherweise) vorher noch nie mit Tod oder schwerer Krankheit konfrontiert wurde, herausgerissen. So tauschte ich mein damaliges Leben mit dem Krankenzimmer. Nach vielen Operationen und Chemotherapien musste mir schließlich aufgrund von Komplikationen im Februar 1989 der rechte Unterschenkel amputiert werden.

Seitdem bin ich Prothesenträgerin. (...)

Michaela ist ein positiver Mensch. Sie glaubt an das Schicksal und daran, dass jeder Mensch seinen Platz im Leben hat. Sie ist gläubig und glaubt daran, dass ihr Krankheitsverlauf und ihre Behinderung einen Sinn haben. Sie sagt mir, dass sie ihrer Behinderung sehr viel verdanke:

»Ohne diese hätte ich nie die Möglichkeit gehabt, bei den Paralympics teilzunehmen, ein Teil der olympischen Familie zu sein. Ich habe viele tolle Menschen kennengelernt, die ich so nie kennengelernt hätte.«

Natürlich gebe es auch Momente der Niedergeschlagenheit:

»Manchmal ist es schon lästig, eine Prothese tragen zu müssen, vor allem wenn ich nachts im Halbschlaf zur Toilette hüpfen muss.«

Ich kenne Michaela F. aus vielen Artikeln der heimischen Presse. Immer wieder wurde von ihren Erfolgen berichtet als Teilnehmerin bei den schon erwähnten Paralympischen Spielen in den Disziplinen Kugelstoßen, Diskuswerfen und Hochsprung. Aber auch als

Siegerin bei Welt- und Europameisterschaften. Ihre sportliche Ernte ist großartig. So hat sie zwischen 2000 und 2012 13 Goldmedaillen und zweimal Bronze gewonnen. Sie ist fünffache Weltmeisterin, siebenfache Europameisterin und wurde einmal Paralympics-Siegerin. Was für eine Habenseite auf ihrem sportlichen Konto! Größter Respekt!

Und dann sitzt diese vielfach ausgezeichnete Sportlerin bei mir und bittet um meine Mithilfe bei der Beantragung einer neuen Prothese, da diese an den Medizinischen Dienst der Krankenkasse zur weiteren Prüfung weitergeleitet worden sei.

Frau F. muss mir angesehen haben, dass alle meine Gesichtszüge entgleist sind, denn sie schaut mich schuldbewusst an.

Ich: »Das glaube ich doch jetzt nicht, oder!?«

Sie: »Doch. So geht mir das schon seit Jahren. Jedes Mal ein Kampf. Jedes Mal Widerspruch. Jedes Mal der Hinweis, das sei ein Sportgerät und kein Hilfsmittel.«

Ich: »Ich fass' es nicht!«

Sie: »Mein Stumpf, auf dem die Prothese sitzt, verändert sich doch im Lauf der Jahre ...«

Ich: »Ja klar, ist ja bei den Prothesen im Mund auch nicht anders. Ober- und Unterkiefer verändern sich auch beim Älterwerden.«

Sie: »Ich muss schon Botox in den Muskel spritzen, weil die Prothese so darauf drückt und ich Schmerzen bekomme.«

Ich: »Ich freue mich immer, wenn ich Sie im Sommer mit Ihrer Prothese im Schwimmbad treffe. Ich erkenne immer, auf welcher Bahn Sie schwimmen, weil am Startblock Ihre Laufprothese liegt. Und dass sich eine Badeprothese auch mal abnutzt, ist doch logisch.«

Sie nickt mir lächelnd zu. Wir sind beide regelmäßige Dauerschwimmer in unserem schönen Freibad mit 50-Meter-Bahn. Ich freue mich immer, wenn ich sie sehe. Sie geht so selbstverständlich mit ihrer Behinderung um, dass ich sie dafür stets bewundere. Ein echtes Vorbild, denke ich immer wieder.

Ich schnappe mir das Schreiben der Krankenkasse, suche die Telefonnummer auf dem Blatt und rufe auch direkt dort an. Dann habe ich nach längeren Schaltpausen und dem Drücken bestimmter Tastennummern eine kompetente Mitarbeiterin am anderen Ende der Leitung.

Mein Intro beginne ich erinnerungsgemäß so:

»Ja, hallo! Hermann Sauer mein Name. Ich bin der alte Hausarzt von Frau M. F. Wie war noch mal Ihr Name? Klarmann. Ja, danke. Die Versichertennummer haben Sie ja vorliegen? – Ja genau, Geburtsdatum und Adresse stimmen überein. Frau Klarmann, ich bräuchte da mal Ihre Hilfe und würde mich freuen, wenn Frau F. danach mehr Klarheit hätte. Sie können jetzt nicht wissen, warum Frau F. so einen Verschleiß an Prothesen hat. Mir ist das klar. Aber bitte machen Sie doch jetzt und heute eine Dauernotiz in die Akte, die jeder, wirklich JEDER sehen kann. Wir reden in unserer Gesellschaft über Inklusion und werfen aber einer Olympia-Siegerin und fünffachen Weltmeisterin Knüppel zwischen ihre ohnehin schon kaputten Beine. Verstehen Sie?«

Frau Klarmann klärt mich auf, dass hier vieles nach Aktenlage entschieden werde und dass dem Medizinischen Dienst der Krankenkassen da oft keine Informationen vorlägen.

»Ja«, antworte ich, »das ist mir klar. Aber vonseiten Ihrer Kasse müsste Ihnen doch längst aufgefallen sein, dass Frau F. von Februar 1990 an bis Februar 2021 viele Ablehnungen erhielt und erst mit Widersprüchen oder Rechtsmitteln Abhilfe bekam.

Wissen Sie, Frau Klarmann, was ich jetzt mache? Ich finde das so spannend. Gerade in Zeiten öffentlicher Diskussion um Inklusion.

Ich schalte da mal das Fernsehen ein. Die stürzen sich auf solche Fälle.«

Mein Ton Frau Klarmann gegenüber ist freundlich. Ich versuche, ihr auch zu erklären, dass ich ihre Position gut verstehe. Aber ich bitte sie nochmals um einen endgültigen Aktenvermerk, damit Michaela F. diese ständigen »Bittstellereien« in Zukunft erspart bleiben mögen.

Vier Tage später liegt eine Dankeskarte von Michaela F. in meinem Briefkasten. Die Prothese sei genehmigt.

38. Wenn Ehepartner sich nicht guttun

Marika Blumensatt war 39 Jahre alt, als ihre Beschwerden anfingen. Sie arbeitete in einem Elektrobetrieb. Oft gab es Zusatzschichten und zwischenzeitlich auch Akkordarbeiten. Also führte sie ihre Unruhe, den Schwindel und die Erschöpfung auf ihre Arbeit zurück. Ich tat dies auch und schrieb sie zu ihrer Entlastung und Erholung eine Woche krank. Aber ihre Beschwerden wurden nicht weniger. Es kamen neue hinzu. Rücken- und Nackenschmerzen. Und mit der Schilddrüse stimme auch was nicht, sie bekomme so schlecht Luft. Sie sei auch schon zum »Tag der offenen Tür« im benachbarten Krankenhaus gewesen. Dort habe man einen Ultraschall der Schilddrüse gemacht, und man habe ihr gesagt, sie solle das jetzt abklären lassen, und deswegen wolle sie jetzt auch die Überweisung für den Schilddrüsendoktor!

Ich war nach solchen Tagen der offenen Türen in Krankenhäusern besonders gefordert, denn es kamen viele Patienten, die dort etwas erfuhren, was sie jetzt beunruhigte.

Da ich in meinem Berufsleben ohnehin schon die Erfahrung machen musste, dass die »kränksten Patienten« die sind, die ständig

Gesundheitssendungen im Fernsehen schauen, hatte mir so ein Tag der offenen Krankenhaustür gerade noch gefehlt. Ich begab mich in Angriffshaltung, beugte mich vor und schaute von schräg unten der Patientin ins Gesicht:

»Frau Blumensatt, jeder Tag der offenen Tür in Krankenhäusern ist eine Gefahr für den Patienten! Verstehen Sie? Die wollen nur Sie! Die wollen Sie operieren! Die kriegen Geld dafür! Das ist nicht mehr das Krankenhaus der Barmherzigen Schwestern. Das ist ein knallharter Geschäftsbetrieb! Verstehen Sie?«

An Montagen oder Dienstagen konnte ich immer schnell spüren, wenn irgendwo in der Umgebung die Krankenhäuser mit so spannenden Vorträgen wie »Rheuma geht alle an« oder »Schlüssellochchirurgie bei Leistenbruch« mit Vorträgen der Chefärzte aufwarteten.

Doch zurück zu Frau Blumensatt, die ja wegen ihrer Luftnot jetzt zum Schilddrüsenarzt wollte.

Ich kannte auch ihren Mann. Er war auch Patient bei mir. Kein wirklicher Sympathieträger, ohne Humor, pedantisch und oft griesgrämig. Ein freundliches Lächeln kannte ich nicht von ihm. Er neigte zur Selbstbeobachtung und wurde auch immer häufiger bei mir vorstellig, weil bei ihm der Magen schmerzte, seine Verdauung unregelmäßig war und er auch manchmal nachts Herzstolpern verspürte. Herr Blumensatt arbeitete als Monteur in einer 3/3-Wechselschicht. Alleine die Wechselschicht erklärte mir oft gewisse vegetative Beschwerden. Insbesondere dann, wenn ein Patient älter wurde und schon 20 Berufsjahre hinter sich hatte. Das war aber bei Herrn Blumensatt noch nicht der Fall. Aber ich hatte einen Verdacht: Die beiden Ehepartner taten sich nicht gut!

Als Marika B. erneut bei mir war, wagte ich einen zaghaften Versuch, mein diesbezügliches Gefühl anzusprechen.

Ich: »Frau Blumensatt, ist denn in Ihrer Ehe alles so weit in Ordnung?«

Sie: »Wieso fragen Sie das jetzt?«

Ich: »Na ja, nicht nur die Arbeit kann krank machen oder falsches Essen. Oft auch der falsche Partner.«

Sie: »Ach, da ist lange kein Feuer mehr in der Beziehung.«

Ich: »Wieso?«

Sie: »Weiß ich jetzt auch nicht so genau. Aber wir haben uns nicht viel zu sagen.«

Ich: »Das ist ja jetzt nicht so schön.«

Sie: »Nein. Ist es auch nicht.«

Ich: »Gäbe es da keine Möglichkeit mit einer Partnertherapie bei einem Mediator?«

Sie: »Ach, hören Sie auf, Herr Doktor! Mit dem doch nicht. Der kriegt doch die Zähne nicht auseinander und geht zum Lachen in den Keller.«

Ich: »Aua.«

Sie: »Ich bin es gewohnt, Herr Doktor. Aber ich kann mich nicht daran gewöhnen.«

Solche Gespräche wie mit Frau B. sind in meinem Berufsalltag nicht selten, ja, sie gehören für mich im Rahmen des ganzheitlichen Ansatzes unbedingt dazu.

Natürlich hätte ich ihr gerne geraten, sich von ihrem Mann zu trennen und einen neuen Weg einzuschlagen, ohne ihn. Aber das war sehr schwierig.

Gibt man einen solchen Hinweis an Menschen, sind Affektreaktionen nicht auszuschließen. Es könnte also passieren, dass die Person voller innerer Wut nach Hause geht und erzählt, der Doktor hätte gesagt, sie solle sich von ihm trennen. In diesem Fall müsste ich große Angst um meine eigene Gesundheit haben.

Also versuche ich es dann lieber mit Metaphern. So zum Beispiel mit einem Zitat von Franz Liszt:

Glücklich, wer mit den Verhältnissen bricht, bevor er daran zerbricht.

Oder:

Den Wind kann man nicht verbieten. Aber man kann Mühlen bauen.

Auch verwende ich gerne diesen Satz:

Nicht immer sind es die ausgetretenen Wege, die zum Ziel führen, sondern die neuen.

Besonders gerne erinnere ich mich an ein Zitat aus dem Film »Jesus liebt mich«, einer Liebeskomödie von 2012, in dem Gott zu Maria sagt:

Die Liebe ist ein Haus mit vielen Zimmern. Warum willst du beim ersten gleich stehenbleiben?

Aus meinem Fundus der vielen Partner- oder Einzelgespräche mit Eheleuten in einer Krise habe ich folgende Erfahrungen machen können:

Nach einer vollzogenen Trennung waren die körperlichen Symptome verschwunden.

Beide Partner fühlten sich befreit.

Ein neuer Partner/Partnerin ließ nicht lange auf sich warten.

Kinderlose Ehepartner waren in der neuen Beziehung plötzlich Eltern geworden.

Kinder, wegen denen man so lange die Trennung vor sich herschob, kamen nach anfänglichen Schwierigkeiten mit der neuen Situation gut zurecht. Das natürlich nur, wenn diese ohne Rosenkrieg oder auf dem Rücken der Kinder ausgetragen wurde.

Da ist es doch besser, die Segel beizeiten zu einer Wende zu setzen, als sich einen solchen Satz von einer verzweifelten 80-jährigen Patientin anhören zu müssen:

Sie: »Jetzt simmer 65 Jahre verheiratet …«

Ich: »… und davon 50 Jahre Krieg?«

Sie: »Ja, so kann mers sagen.«

Mit der Ehe scheint es sich nach einer französischen Weisheit so zu verhalten, wie mit einer belagerten Burg: Die, die drinnen sind, wollen raus. Und die, die davorstehen, wollen rein.

Wolfram Bastian saß bei mir, damals so um die 40. Er hatte Tränen in den Augen, war verzweifelt. Seine Frau hatte ihn verlassen. Bei der Ausübung ihres Hobbys hatte sie sich in ihren Trainer verliebt. Er wusste nicht mehr weiter. Sein Gehalt als Straßenwärter war nicht so üppig, dass er auch noch Unterhalt zahlen konnte. Der Sohn war 14 und in einer »mentalen Umbauphase« und hätte auch schon gekifft. Jetzt wusste Herr Bastian nicht mehr weiter und sagte einen Satz, der sich mir einprägte:

»Herr Doktor! Wenn ich einen Führerschein mache, muss ich einen ›Erste-Hilfe-Kurs‹ machen und den Führerschein bestehen. Warum gibt es keinen Führerschein für die Ehe?«

Eine berechtigte Frage, wie ich finde. Ich versuchte, ihn zu trösten, und sagte: »Wolfram, wenn irgendwo eine Tür zufällt, öffnet sich anderswo eine neue Tür.«

Heute lebt Wolfram Bastian glücklich in seiner zweiten Beziehung. Ja, ich kann sagen, viel glücklicher.

Jahre später konnte ich ihm sagen, dass die Untreue seiner Frau ihm zu einem viel größeren Glück verholfen habe. Diesem Satz stimmte er zu.

Und hierbei fällt mir ein Zitat unseres verehrten Literaturkritikers Reich-Ranicki ein:

Ohne Untreue hätte es die besten Werke der Weltliteratur nie gegeben.

39. Von Fehlern und Niederlagen

Aller Anfang ist schwer. Dieses Zitat wird vielen zugeschrieben, geht aber wohl auf Ovid zurück.

In gewissem Sinne muss ich im Rückblick auf mein Berufsleben sagen, dass es mir oder uns jungen Medizinern im Allgemeinen sehr leicht gemacht wurde. Sowohl im Handeln als auch im Fehler machen.

Waren wir erst einmal angestellt in einem Krankenhaus und einer Station zugeteilt, hieß das Motto: »Learning by doing!« Die Altassistenten standen uns mit ihrem Rat zur Seite. Wussten diese nicht mehr weiter, gab es ja noch den Ober- oder Chefarzt. Ich spreche von den Jahren 1978 bis 1983, in denen ich meine klinische Ausbildung in insgesamt fünf Kliniken oder Krankenhäusern absolvierte. Die klinische Ausbildung war noch zu 90 Prozent männlich besetzt, und es gab klare Hierarchien.

Hier hieß es nun für mich: gut zuhören, gut zusehen und möglichst gut und richtig handeln.

Es war noch die Zeit, in der Begriffe wie Leitlinien oder Zertifizierung unbekannt waren. Die Leitlinien wurden uns durch Traditionen vorgegeben. So war ich zum Beispiel als chirurgischer Assistenzarzt automatisch auch eingeteilt für den Notarztwagen. Dreimal im Monat bekam ich den Piepser und hatte schon am Vorabend des Dienstes kein gutes Gefühl. Die Fahrt in die Klinik war begleitet von Lampenfieber und einem flauen Gefühl im Magen. Das Kompendium der Notfallmedizin steckte in meiner linken Kitteltasche, und ich steckte in einem echten Dilemma! Hoffentlich hast du erfahrene Rettungssanitäter an deiner Seite, ging es mir immer wieder durch den Kopf. Schließlich kam das Notsignal über den Piepser, und ich rannte los, musste ich doch in einer bestimmten Zeit beim Rettungswagen sein. Dass unsere erste Fahrt ausgerechnet in die Obstabteilung eines Lebensmittelmarktes ging, hatte nichts mit Vitaminen zu tun, sondern mit einem Skorpion, der die Angestellte beim Auspacken einer Obstkiste gestochen hatte. Meine wirren Gedanken auf dem Weg zum Einsatzort können Sie sicher erraten. Skorpion! Den letzten, den ich persönlich in Augenschein nehmen durfte oder musste, war im Jahre 1975 auf meinem Weg durch die Sahara. Aber der war in der morgendlichen Kühle noch träge und konnte von uns eingefangen werden und landete in einem Marmeladenglas. Dort konservierten wir ihn in Alkohol und begutachteten ihn von außen. Jetzt galt es erst einmal, zu rekapitulieren, was bei einem Biss durch einen Skorpion zu tun war! Das war ja hierzulande keine so endemische Plage wie Wespen oder Hornissen. Jedenfalls nahmen wir die Obstverkäuferin mit, hängten sie an einen Tropf mit Kortison und Antiallergika und lieferten sie auf der Intensivstation zur Überwachung ab.

Weitere Einsätze führten zu schweren Verkehrsunfällen auf der Autobahn und Landesstraßen, bei denen sich mir oft erschütternde Szenen darboten. Schwerste Verletzungen und Tod waren Standard. Die technische Sicherheit in den Kraftfahrzeugen der damaligen Zeit war bei weitem noch nicht so ausgereift wie heute. Entsprechend grausam sah es an solchen Einsatzorten aus. Ich verzichte auf

Schilderungen. Aber einige haben sich mir bis heute tief in das Gedächtnis eingeprägt.

Niemand sprach mit mir im Vorfeld über solche Einsätze oder bereitete mich psychisch darauf vor. Eine Nachbereitung oder psychologische Unterstützung gab es zu dieser Zeit auch noch nicht.

Ich war immer froh, wenn ich auf erfahrene Einsatzkräfte traf. Diesen sagte ich auch gleich, dass ich »der Neue« sei, aber völlig ohne Erfahrung, und ich sicher ihre Hilfe benötigen würde.

Diese Art meiner Vorstellung kam immer gut an, und ich wurde nun von den ausgebildeten Rettungssanitätern ausgebildet.

Wie sollte ich eine Intubation zur Beatmung machen, wenn ich noch nie zuvor auf der Anästhesie gearbeitet hatte? Ich hatte vor meinen Einsätzen zwei- oder dreimal auf der Intensiv hospitiert oder mich im OP immer mal wieder hinter den Anästhesisten gestellt und zugesehen beim Intubieren. Aber selbst hatte ich sie noch nie durchgeführt. Also war ich dankbar, dass mir die Jungs vom RTW die Möglichkeit gaben, es hier und da mal selbst zu versuchen.

Natürlich gab es auch Fälle, bei denen unsere Hilfe zu spät kam. Die Todesfeststellung hatte durch den Arzt zu erfolgen. Die Angehörigen wurden aus dem Zimmer geschickt, und ich durfte an der Leiche eine Intubation üben. Dies ist für mich aus heutiger Sicht pietätlos. Aus damaliger Sicht aber in keiner Weise, denn ich musste es lernen. Dann lieber an einem Toten, als einem Lebenden noch Schaden zuzufügen.

In einem anderen Krankenhaus wurde der Assistenzarzt der Inneren Medizin zu den Notfalleinsätzen mit internistischem Hintergrund geschickt, also zu Herzinfarkten, Asthmaanfällen, Bewusstlosigkeit oder Schlaganfällen. Der chirurgische Assistenzarzt fuhr zu Verkehrs- oder Bauunfällen hinaus. Das aus heutiger Sicht Interessante an dieser Situation ist aber, dass während dieser Zeit die jeweilige

Abteilung ohne Arzt war. Gab es also während unserer Einsatzzeit einen Notfall auf Station, musste erst der Hintergrunddienst von zu Hause gerufen werden.

Einmal wurden wir rausgerufen zu einer bewusstlosen Person in Bahnhofsnähe. Als wir hinkamen, standen bereits Schaulustige bei der Person, ohne jedoch in irgendeiner Form Erste Hilfe zu leisten, wie es heute Standard wäre. Ich kniete mich über den Kopf des Bewusstlosen und stellte fest, dass Atmung und Herzschlag nicht mehr vorhanden waren. Ich sagte den Rettungssanitätern, dass dieser Mensch hier tot sei. Da ließ der Himmel einige Tropfen aus den Wolken und dem Totgesagten direkt ins offene Auge fallen. Dieses schloss sich nun reflektorisch. Jetzt wusste ich, dass da noch Leben in diesem Mann war, und wir begannen mit Reanimationsmaßnahmen. Einen mobilen Defibrillator hatten wir damals noch nicht an Bord der RTW, und so gab es noch den Präkordialschlag, den wir erlernen mussten. Das war ein kräftiger, ja, ein sehr, sehr kräftiger Faustschlag auf die Herzseite des Brustkorbes. Dann begann erst die externe Herzmassage und Beatmung mit dem »Ambu-Beutel«. Wir verbrachten den Patienten auf unsere Intensivstation, und ich danke Gott, dass er es in diesem Moment regnen ließ.

40. Tod auf Station

In meiner Ausbildung habe ich mir gerne auch kleinere Krankenhäuser ausgesucht. Hier durfte ich viele Dinge selbstständig durchführen, die in großen Kliniken nach Hierarchien abgearbeitet wurden. So hatte ich nach meinem ersten medizinischen Staatsexamen
die Möglichkeit, das anschließende »Praktische Jahr« entweder in
der Universitätsklinik Marburg zu absolvieren oder in einem ihrer
Lehrkrankenhäuser der näheren und weiteren Umgebung. Ich ent-
schied mich für Fulda und habe dies nie bereut. Wir waren die ersten
Studenten in dem neu ernannten akademischen Lehrkrankenhaus.
Dementsprechend wurden wir von den Stationsärzten, den Ober-
und Chefärzten hofiert und gefördert, aber auch von den Kranken-
schwestern! Es war irgendwie für alle eine Ehre, an der Ausbildung
des Nachwuchses aktiv teilzuhaben. Dieser Zeit in Fulda verdanke
ich sehr viel. Man hat uns viel beigebracht und selbstständig arbeiten lassen. Erst dadurch erlangten wir nach und nach eine gewisse
Sicherheit.

Aber auch nur eine gewisse. Denn noch immer war ich ein Lernender und jetzt in einem anderen Krankenhaus und einem ganz
anderen Fachgebiet tätig. War es vorher die Chirurgie und Gynäko-

logie, musste ich jetzt in der Inneren Medizin auch wieder ganz von vorne beginnen. Die Hausärzte schickten die Patienten mit Einweisungsdiagnosen:

Z. B. Bauch oder Z. B. Lunge, was so viel hieß wie: Schaut mal auf den Bauch, der hat Bauchschmerzen, oder schaut mal auf die Lunge wegen der Luftnot. (Z. B. stand für: Zur Befundung oder Beurteilung.)

Herr Kempf wurde von seinem Hausarzt eingewiesen mit »Z. B. Bauch«. Es gab noch keine zentrale Notaufnahme wie heute, in der nach einem bestimmten Schema zunächst Routineuntersuchungen wie Labor, EKG oder Sonografie durchgeführt wurden.

Herr Kempf kam mit seiner gepackten Tasche auf Station und wartete dort auf die Zuteilung seines Zimmers. Als diensthabender Arzt an diesem Tag oblag mir die Untersuchung des Patienten. Bei meiner Aufnahmeuntersuchung stellte ich einen deutlichen Druck im Mittel- und rechten Oberbauchbereich fest. Herr Kempf bestätigte mir auch auf Nachfrage, dass bei ihm Gallensteine bekannt seien. Also teilte ich ihm ein Zimmer zu und veranlasste weitere diagnostische Maßnahmen im stationären Verlauf. Eine EKG-Ableitung hatte ich nicht veranlasst, da es erstens noch keine Routine bei Neuaufnahmen war und sich zweitens die Symptomatik in der Tat wie eine Gallenerkrankung darstellte. Zudem deckte sich mein Untersuchungsbefund mit der Einweisungsdiagnose des Hausarztes, von der ich mich natürlich auch habe leiten lassen. Kritisches Denken und Hinterfragen hatte ich zu diesem Zeitpunkt noch nicht gelernt, und mir fehlte auch die Erfahrung der Berufsjahre von heute. Für mich war damals klar: Herr Kempf hat Galle.

Noch am Aufnahmetag wurde ich auf sein Zimmer gerufen, weil sein Zimmernachbar den Notruf betätigte. Herr Kempf lag tot in seinem Bett.

Es muss sich wohl um einen ausgedehnten Hinterwandinfarkt des Herzens gehandelt haben.

Aus heutiger Sicht war meine Aufnahmeuntersuchung schlicht unvollständig. Ich hätte an einen Herzinfarkt denken und ein EKG veranlassen müssen. Ich war aber damals noch nicht so weit fortgeschritten mit meinem Wissen und meinen Erfahrungen. Die differentialdiagnostischen Erwägungen sollte ich ja im Laufe der klinischen Ausbildung erst noch erlernen.

Insofern tut mir jeder Verstorbene auch heute noch leid. Die Tragik ist, dass jeder Arzt solche Geschichten kennt. Wie oft habe ich die Handwerker beneidet. Ihre Fehler konnte man in der Regel wieder beheben. Der KFZ-Mechatroniker schließt das Auto an einen Diagnosestecker an und liest die Fehlerliste am Bildschirm ab.

Unsere Fehler waren aber leider auch tödlich.

Ich entschuldige mich für all die Fehler, die mir im Laufe meines Berufslebens unterlaufen sind. Niemals sind diese mit Vorsatz geschehen, sondern aus Unwissenheit oder weil ich noch ein Lernender war. Aber aus diesen Fehlern habe ich stets und nachhaltig gelernt.

Ich bin aber auch im Alter weiterhin nicht vor Fehlern oder Fehleinschätzungen gefeit. Die Medizin ist und bleibt auch immer ein Abenteuer, denn nicht immer stellt sich ein Krankheitsbild so dar wie im Lehrbuch beschrieben. Es bedarf eines kriminalistischen Spürsinns. Wer hat ein Alibi, wer scheidet als Täter aus. Wer oder was ist für das Übel verantwortlich. Ich hatte das Glück, dass ich mir über die vielen Berufsjahre einen diagnostischen Blick aneignen durfte. Meine Augen erkannten oft schon eine Erkrankung in der Türzarge meines Sprechzimmers. Aber oft wusste ich auch nicht mehr weiter. Dann sagte ich zu meinen Patienten:

»Mein Wissen ist so groß wie der Bodensee. Aber nur so tief wie eine Pfütze.«

Ich bin dankbar dafür, dass ich kollegial gut vernetzt war, und danke auch all den Kolleginnen und Kollegen, die mir und meinen Patienten damit weitergeholfen haben. Insbesondere denke ich hierbei an einen von mir sehr verehrten Kollegen mit einem Wissen nicht nur so groß wie der Bodensee, sondern auch so tief: Danke, Josef W.

41. Corinna schnürt es den Hals zu …
… und mir, wenn ich die Diagnosen der Fachärzte lese

Corinna war 16 Jahre alt, als sie im Rahmen einer meiner Vertretungen als Rentner mit ihrer Mutter in eine Landarztpraxis kam. Sie
sagte:
»Ich habe wirklich schlimme Luftprobleme, mein Herz! Ich habe
Angst, dass ich plötzlich sterbe. Ich kann keinen Sport mehr machen.«

Auf dem Bildschirm der Patientenakte lese ich folgende »gesicherte« Diagnosen:
Pulmonalklappeninsuffizienz
Mitralklappeninsuffizienz (minimal)
Aortenklappeninsuffizienz
Mir blieb erst einmal auch die Luft weg.

Bei weiterer Sichtung der Akte las ich den Brief des HNO-Arztes:
»Die Patientin berichtet, dass seit Jahren ein Verschlucken ausreichen würde, keine Luft mehr zu bekommen. Sie gibt an, ein Gefühl
des Erstickens zu haben. Das Herz würde rasen, und sie würde massiv nach Luft ringen. Der HNO-Spiegelbefund war, soweit einsehbar,

regelrecht. Ein Larynxbefund konnte wegen permanentem Würge-reiz leider nicht erhoben werden.

Zur weiteren Abklärung habe ich zunächst ein Hals-MRT veran-lasst.«

Im Brief des Lungenarztes stand u. a. Folgendes:

»Die Pat. berichtet über zeitweilig erschwertes Durchatmen und eine verminderte Belastbarkeit seit drei Jahren. Früher habe sie Handball betrieben, was jetzt bis auf Schulsport nicht mehr möglich sei. Ein Asthmaspray helfe nicht. Kardiologischerseits seien Herz-klappenfehler festgestellt worden, die aber nicht die Ursache der Be-schwerden seien. Ein Belastungs-EKG sei gut gewesen.«

Außerdem wurde sie geröntgt und eine Lungenfunktion veran-lasst. Alles war altersentsprechend normal.

Ich wendete mich nun an Corinna und fragte:

»Wollen wir die Mama mal rausschicken?«

Sie: »Die kann ruhig dabeibleiben.«

Ich warf einen traurigen Blick auf die Mutter und signalisierte ihr, doch mal das Sprechzimmer zu verlassen, was sie dann auch tat.

Ich: »Corinna! Was belastet dich? Was schnürt dir den Hals zu? Was nimmt dir die Luft?«

Sie begann schlagartig zu weinen, die Augen liefen nur so über, drei Papiertaschentücher reichten nicht.

Sie: »Ich wollte nicht mehr weinen! Die Mama hat Streit mit mei-nem Bruder, die haben schon ein halbes Jahr keinen Kontakt mehr.«

Ich: »Ich weiß aber auch von früher, dass deine Mama mit ihrer Mutter lange keinen Kontakt hatte, jetzt aber wieder ein gutes Ver-hältnis besteht. Aber: Da war doch noch ein plötzlicher Todesfall vor paar Jahren?«

Sie: »Ja, mein Onkel ist doch im Auto verunglückt.«

Das Weinen brach wieder aus. Ein echter Weinkrampf, als müsse alles raus. Ich saß schweigsam da, reichte ihr die Papiertaschentücher, die immer in meiner Schublade lagen.

Dann holte ich die Mutter wieder rein. Als sie ihre Tochter so weinen sah, begann auch sie zu weinen.

Mutter: »Ich habe gehört, dass Sie hier Vertretung machen. Sie waren meine letzte Hoffnung. Wir waren schon bei allen Ärzten, die haben nichts gefunden.«

Ich: »Hat denn niemand nach möglichen seelischen Ursachen gefragt?«

Sie: »Nein, keiner.«

Ich: »Ist damals vor drei Jahren der Unfalltod ihres Onkels, da war sie erst 13, aufgearbeitet worden?«

Sie: »Nein.«

Ich griff zum Hörer und rief eine Kinder- und Jugendpsychiaterin an, die ich aus meiner Zeit als Hausarzt kenne und deren »Hoflieferant« ich war. Ich hatte schon einen Satz für den Anrufbeantworter auf den Lippen, als sie selbst abnahm! Corinna bekam recht zeitnah einen Akuttermin. Mutter und Tochter waren erleichtert!

»Deswegen sind wir zu Ihnen gekommen, wir wussten, Sie können uns helfen.«

Einmal mehr ein Lob, über das man sich freuen darf, und das vielleicht auch eine Anregung für Kollegen und Kolleginnen in meinem Lebensabschnitt ist, doch auch einmal Vertretungen zu übernehmen.

Wir kennen vier Generationen in einer Familie, wenn wir 35 Jahre Hausarzt waren. Wir kennen die familiären Zusammenhänge und wissen, dass sich Traumata oder familiäre Strukturen vererben.

Schon Corinnas Mutter hatte keinen Kontakt zu ihrer getrenntlebenden Mutter mehr. Vor etwa 20 Jahren führte ich beide wieder zusammen. Durch ein Telefonat von mir mit ihrer Mutter, natürlich mit dem Einverständnis der Patientin, kam es wieder zu einer Annäherung und später zu einem völlig normalen Verhältnis.

Doch zurück zu Corinna. Sie ist durch Fachärzte krank diagnostiziert worden.

Keiner fragte nach seelischen Ursachen.

Ihr **Herzeleid** war kein **Herzleiden**.

Es war ein Hilferuf ihrer Seele. Es schnürte ihr die Luft ab, weil in der Familie Streit herrschte. Zu wenige Ärzte kennen den ganzheitlichen Ansatz oder wenden diesen an. Der Familienstreit ist hier wie ein roter Faden oder wurde wie ein Staffelstab weitergereicht.

Das 16-jährige Mädel als Seismograf, aber keiner bemerkte das Beben!

Ich sagte der Mutter und Corinna in einer zeitgemäßen Sprache: »Cories Festplatte muss upgedatet werden, und die Altkarteien gehören zur Psychotherapeutin. Und dann fahren wir den Computer wieder neu hoch.«

Die Tränen versiegten. Die Trauer wich der Hoffnung. Die Mutter sagte im Hinausgehen:

»Ich habe ihr immer gesagt, dass es damit zusammenhängen kann. Aber mir glaubt sie ja nicht …«

Genau an dem Tag, als ich dieses Kapitel schreibe, erhalte ich eine Textnachricht meines 45-jährigen Neffen Wolfram, der mit seiner Familie in Berlin lebt. Er schreibt:

»Lieber Hermann, gestern hatte ich ein sehr spannendes Gespräch mit dem Psychiater Jan Kalbitzer. Er bestätigt alle unsere Gespräche und deine These, dass wir und unsere Kinder die Traumata unserer Eltern und Großeltern aufarbeiten. Spannend! Wie hieß noch mal das Buch zur Enkelgeneration, das du mir damals empfohlen hattest?«

Seine Großmutter ist Jahrgang 1915, sein Großvater Jahrgang 1902 und sein Papa 1934.

Ich empfahl ihm in unserem Gespräch die Bücher von Sabine Bode, »Die vergessene Generation. Kriegskinder brechen ihr Schweigen«. Ein Buch, das ich vielen meiner Patienten empfehle und welches immer wieder die Herzen der Menschen erreicht. »Herr Doktor, jetzt weiß ich, warum ich so bin, wie ich bin, und jetzt verstehe ich auch meinen Vater besser, der immer geschwiegen hat.«

Aber das Buch, das ich meinem Neffen empfahl, heißt: »Kriegsenkel. Die Erben der vergessenen Generation«.

42. Das afghanische Mädchen, das seinen Schleier abwarf

Shabani ist 17 Jahre alt. Sie sitzt bei mir und klagt über Bauchschmerzen. Ich taste ihren Bauch ab, und über ihrer Magengegend verspürt sie den schmerzhaften Druck meiner Hand. Wegen einer Gastritis verschreibe ich ihr Tabletten, die ihre Magensäure reduzieren sollen. Zwei Wochen später sitzt sie wieder bei mir, zusammen mit einer Sozialarbeiterin, denn sie lebt in einer betreuten Einrichtung.

Sie: »Ich habe immer noch so Bauchschmerzen und Kopfschmerzen auch.«

Ich: »Sind die immer oder nur manchmal? Haben die Tabletten nicht geholfen?«

Sie: »Doch, ein bisschen. Aber jedes Mal, wenn ich allein im Bett liege, fängt das an, und da bekomme ich auch Angst.«

Ich: »Angst? Wo kommst du eigentlich her, Shabani?«

Sie: »Aus Afghanistan.«

Ich: »Von wo? Herat, Kandahar, Kabul? Ich war schon mal dort.«

In Gesprächen mit Migranten frage ich immer nach deren ethnischer und geografischer Herkunft, einfach, um Nähe herzustellen. Durch meine vielen Reisen als Student kenne ich vielleicht eines der Länder und kann dadurch eine Gesprächsebene herstellen, in denen es den Patienten leichter fällt, sich auf den fremden Arzt oder den Arzt in der Fremde einzulassen. Hierbei kommt es immer wieder zu wirklich kuriosen Szenen, die die Augen meines Gegenübers fast zum Hervorquellen bringen. So, wenn ich einen Schwarzafrikaner frage, ob er zufälligerweise aus Kamerun komme.

Er: »Wie kommen Sie darauf?«
  Ich: »Na, über Ihren Nachnamen, der klingt so.«
  Er: »Ja, Sie haben recht, aus Kamerun.«
  Ich: »Bafut, Yaoundé, Bali, Bafoussam, Tiko, Foumban?«
  Er: »Woher kennen Sie all diese Städte?«
  Ich: »Ich war schon da. Meine Mutter ist dort geboren.«

Jetzt sollten Sie, liebe Leser, mal den Gesichtsausdruck dieses Menschen sehen und die fiktiven Denkblasen, die seinen Kopf verlassen. Ich erzähle dann meine Geschichte, dass ich 1975 mit dem VW-Bus durch die Sahara nach Kamerun fuhr, um dort den Geburtsort meiner Mutter und die Wirkstätte meines Großvaters zu besuchen. Mein Großvater war Missionar der Baseler Mission und wirkte dort bis zum Ausbruch des Ersten Weltkrieges.

Doch jetzt zurück zu Shabbi, wie ich sie mittlerweile kameradschaftlich nenne, um eine Hierarchie abzubauen und auf Augenhöhe mit der 17-Jährigen zu gelangen.

Sie: »Aus Kabul.«
  Ich: »Und wie bist du hierhergekommen und wann?«

Sie: »Mit Oma und Opa, 2016. Am 2. Februar 2016.«

Ich: »Mit Oma und Opa?«

Sie: »Ja. Als ich elf Jahre war, hat mich meine Mutter zu ihnen gegeben.«

Ich: »Sie wollte dich vor einer Frühverheiratung schützen mit einem 30 Jahre älteren Mann?«

Sie: »Ja, bestimmt. Frauen haben in Afghanistan keine Rechte.«

Ich: »Und wie war es bei deinen Großeltern?«

Sie: »Die haben mich behandelt wie eine Tochter.«

Ich: »Gab es Gewalt oder Übergriffe?«

Sie: »Nein.«

Ich: »Aber wie kamst du nach Deutschland?«

Sie: »Als ich zwölf war. Mit Oma und Opa. Zu Fuß, mit dem Lastwagen, mit dem Boot.«

Ich: »Mit dem Boot? Von der Türkei nach Griechenland?«

Sie: »Ich weiß nicht, wie das hieß, wo wir ankamen.«

Ich: »Was hast du auf dem Boot erlebt? Hattest Du Angst?«

Was sich mir dann in diesem Gespräch eröffnet, sprengt so manche Vorstellungskraft menschlicher Tragik, und ich wünschte manchem rechtsnationalen Politiker einmal, eine solche Schilderung zu hören. Wunschdenken. Aber vielleicht ändert eine solche Begegnung deren Denken.

Shabbi erzählt von Todesangst, die sie hatte auf dem kleinen und überfüllten Boot. Bei einem Boot in unmittelbarer Nähe brannte der Motor, später das Schiff. Die Menschen sprangen über Bord, konnten nicht schwimmen. Sie sah, wie Kinder und Erwachsene einfach unter der Wasseroberfläche verschwanden und nicht mehr auftauchten. Auch auf der Flucht über Land wurden sie beschossen »von so Leuten in Militäruniformen«. Näheres kann sie nicht schildern, das hat sie abgespalten, verdrängt. Aber es waren auch hier Kinder und Jugendliche, die sie sterben sah.

In Deutschland angekommen, kam sie mit Oma und Opa zunächst nach Gießen ins Notaufnahmelager und von dort nach Bebra. Dort lebte sie von nun an und wurde von ihren Großeltern nach muslimisch-schiitischem Glauben erzogen. Als Mädchen hatte sie zu arbeiten, der Oma im Haushalt zu helfen und absoluten Gehorsam zu zeigen. Ihre Onkels, die auch in Bebra lebten, schlugen sie. Sie sollte Kopftuch tragen, ihr Gesicht verhüllen. Immer wieder bekam sie Schläge, weil sie das Kopftuch absetzte. Auf dem Weg zur oder von der Schule wurde sie von ihrer Oma kontrolliert, ob sie denn ihr Kopftuch trage.

Sie: »Ich wollte nie wieder ein Kopftuch!«

Ich: »Das kann ich verstehen. Wie ging es denn dann weiter? Wie kamst du jetzt hierher, in diese Einrichtung.«

Sie: »Ein Lehrer in Bebra hat gemerkt, dass ich immer so still in der Ecke saß und so traurig war. Er hat dann mit mir gesprochen und das Jugendamt informiert.«

Es herrscht eine betroffene Stille. Die kleine Shabbi hat sich mir tatsächlich in dieser kurzen Zeit geöffnet und mir ihre Geschichte anvertraut. Ich muss ihr Mut machen, sie loben, denke ich.

Ich: »Shabbi, du bist eine ganz Große! Und du wirst auch mal eine ganz Große! In 20 Jahren bist du vielleicht ›Tagesschau‹-Sprecherin oder Journalistin oder du schreibst ein Buch, um anderen Frauen Mut zu machen.«

Das erste Mal in unserem Gespräch sehe ich, wie sich die hängenden Mundwinkel nach oben bewegen und sie ihre strahlend weißen Zähne zeigt und richtig ehrlich lächelt.

Ich: »Shabbi, dein Lehrer ist aber auch ein ganz Großer! Schreib ihm mal einen Brief und bedanke dich bei ihm! Er hat deine Körperspra-che verstanden, dich darauf angesprochen und dir geholfen, indem er das Jugendamt eingeschaltet hat.«

Sie: »Ja.«

Ich: »Aber deine Mutter ist auch eine ganz Große! Stell dir mal vor: Sie liebt dich und gibt dich trotzdem weg, WEIL sie dich liebt. Sie will, dass es dir nicht so ergeht, wie es ihr ergangen ist. Und sie ist jetzt bestimmt in Kabul genauso traurig wie du hier. Aber sie weiß in ihrem Herzen, dass du es einmal besser haben wirst.«

Sie: »Ja, kann sein …«

Ich: »Shabbi! Wenn du Abitur hast, schreibst du ein Buch: »»Wie Shabbi ihr Kopftuch verlor!«»

Da lacht sie ein zweites Mal, aber richtig herzlich.

43. Ein perfekter Mord?

Es war ein sonniger und warmer Samstag im Mai. Die Apfelbäume blühten im schönsten Rosa. Vögel zwitscherten, als wollten sie jedem mitteilen, wie schön dieser Frühsommertag doch sei.

Da klingelte das Telefon, eine Frau aus einem der vielen umliegenden Dörfer am anderen Ende der Leitung. Relativ unaufgeregt sagte sie:

»Herr Doktor! Können Sie gleich mal vorbeikommen? Ich glaube, mein Mann hat sich beim Reinigen seiner Waffe versehentlich umgebracht.«

Dieser Vorfall ereignete sich in den 80er Jahren. Wir Hausärzte waren ja die ersten Ansprechpartner für Notfälle jeder Art.

Wir wurden auch von der Rettungsleitstelle zu Verkehrsunfällen, Kriminaldelikten oder Suiziden gerufen.

Ein Notarztsystem wie heute existierte damals noch nicht.

Handys waren noch längst nicht erfunden. Es gab nur ein Standtelefon bei uns zu Hause. War ich zu einem Hausbesuch, so musste meine Frau den Anruf entgegennehmen und versuchen, mich am Ort des derzeitigen Hausbesuches zu erreichen.

Ich hatte also Wochenenddienst. Dieser ging damals von Samstag zwölf Uhr bis Montag acht Uhr. Dazu sollte ich noch anfügen: Samstag von acht bis zwölf war noch Sprechstunde, und montags ab acht ging es weiter bis Samstag zwölf Uhr mittags. Durchgehend. Auch nachts. Denn jeder Kollege machte für seine Patienten seinen eigenen Hintergrunddienst.

Sie haben recht, wenn Sie jetzt denken, das sei ja wie im medizinischen Mittelalter. Ja, das war es auch ein bisschen. Aus heutiger Sichtweise unverantwortlich, aber die Strukturen waren zu dieser Zeit so. Als ich mich bei einem meiner Kollegen am Ort vorstellte und ihm sagte, dass ich zum 2. Januar 1984 die Praxis von Dr. G. übernähme, wünschte dieser mir Glück und Durchhaltevermögen. Auf meine Frage, ob wir uns nicht an den Mittwochnachmittagen und Samstagvormittagen gegenseitig vertreten könnten, erhielt ich eine klare Absage: »Sie sind Landarzt geworden.«

Zuerst einmal war ich sprachlos.

Auf meine Fragen: »Und Kinobesuche? Oder wann kaufen Sie mal Ihre Hemden oder Jeans?«, bekam ich zur Antwort, er habe eine ausgewählte Videothek an VHS-Kassetten, und für den Kleiderkauf sei seine Frau zuständig.

Ich war perplex. Keine Chance. Wurden meine Frau und ich einmal abends zu einer Geburtstagsfeier eines betagten Patienten eingeladen oder zur Goldenen Hochzeit, so musste ich immer einen unserer am Ort ansässigen Kollegen fragen, ob dieser denn mal für zwei bis drei Stunden meinen Hintergrunddienst übernähme.

Doch zurück zu diesem wunderschönen Maiensamstag. Es war gegen elf Uhr am Vormittag. Ich fuhr sofort los und musste das Grundstück zunächst suchen, lag es doch etwas abseits in den Obstwiesen. Außerdem kannte ich die Familie nicht, da diese einen anderen Hausarzt hatte und ich vorher noch nie dort gewesen war. Also verging einige Zeit. Angekommen an dem Haus, stand ich vor einem Jägerzaun, hinter dem ein bellender Schäferhund patrouillierte. Meine Lust, mutig durch das Türchen zu schreiten, ging gegen minus null! Niemand, vom Schäferhund einmal abgesehen, schien mich dort zu erwarten.

Ich rief den Namen der Anruferin. Keine Antwort. Ich rief lauter, schließlich schrie ich, um das Bellen zu übertönen. Die Frau kam hinter dem Haus hervor. »Ach, Herr Doktor! Sie sind schon da!? Komm mal her, Hasso! Haasssoo! Kommst du! Hasso, koommm!«

Tat er aber nicht. Die Dame musste ihn erst einfangen und ins Haus bringen. Sodann führte sie mich hinter das Haus. Es war ein Einfamilienhaus, wie man sie in den 60er Jahren so baute: am Hintereingang eine nach unten führende Außentreppe, die in die Waschküche der Kelleretage führte. Hier lag nun Herr Schwarz. Ausgestreckt. Der Oberkörper draußen auf dem Betonplateau unter der letzten Stufe der Treppe, Unterkörper und Beine im Keller. In der Stirn ein glatter Einschuss, genau mittig zwischen den Augen. Das Gewehr lag genauso mittig und gerade über der Brust, der Knauf auf Höhe des Gürtels.

Das war genau die Situation, wie ich Herrn Schwarz vorfand, die ich aber erst Jahre später rekapitulierte. Denn ich stand ja selbst unter Stress und jeder Menge Adrenalin, hatte ich mir den Samstag doch etwas gemütlicher vorgestellt und mich auf den Reis mit Curry gefreut, den meine Frau bereits vorbereitet hatte. Außerdem war ich ja auch nicht die Polizei, sondern der Arzt, der feststellen musste, dass Herr Schwarz noch lebte. Die Augen weit aufgerissen, der Realität weit entrückt. Aber er atmete. Also gingen bei mir alle Alarmglocken. Ich musste ins Haus ans Telefon. Aber da war ja Hasso! Scheiße, dachte ich und schrie: »Frau Schwarz! Schaffen Sie sofort den Hund in irgendein Zimmer! Ich muss ans Telefon!«

Wieder verging wertvolle Zeit. Seit 1983 gab es einen in Fulda stationierten Luftrettungsdienst, den ADAC-Hubschrauber »Christoph 28«. Diesen forderte ich an. Nach circa fünf Minuten hörte ich in der Ferne schon die Rotorblätter und schickte Frau Schwarz mit einem weißen Tischtuch nach draußen auf die Obstwiese, sie solle sich aber eine Stelle mit wenig Bäumen aussuchen und heftig mit dem Tischtuch gestikulieren.

Die Sanitäter mit Notarzt kamen angerannt, erkannten die Notfallsituation genau wie ich, legten das Gewehr von seiner Brust und lagerten ihn auf eine Trage und flogen davon.

Zurück blieben ich, Frau Schwarz und der Schäferhund im Hause. Ich sagte Frau Schwarz, dass es nicht allzu gut aussehe um ihren Mann und sie sich schon einmal auf das Schlimmste vorbereiten solle. Sie nickte mir zu und sagte: »Verstehe, Herr Doktor.«

Herr Schwarz verstarb am Folgetag in der Klinik.

Wirklich erst Jahre später kam mir dieser Fall wieder in den Sinn. War ich doch mittlerweile kriminalistisch geschult durch »Tatort«, »Polizeiruf 110« oder Schwedenkrimis, und ich lernte:

Schusswaffen haben immer einen Rückstoß. Auch bei Suiziden liegt die Waffe, zumindest bei einer Jagdwaffe, nicht so gerade auf dem Opfer, als sei sie dort hingelegt worden. Dann der nicht weggesperrte Hund und die überraschte Frage: »Ach, Herr Doktor, Sie sind ja schon da ...?«

44. Tod am Hochsitz

Wieder so ein Wochenende im Sommer, wieder Wochenenddienst und Besuch von meinem Freund Hans aus Frankfurt.

Am Sonntag, so gegen 15 Uhr, rief die Kripo bei mir an, sie hätten da so eine Freitodsache im Waldgebiet beim Forsthaus Friedenau. Spaziergänger hätten einen Leichenfund gemeldet. Aber ich müsste bei dem Forsthaus erst links, dann gleich rechts und dann immer geradeaus, tief in den Wald fahren. Ich fragte Hans, ob er mitwolle, er sei mein Student. Hans lehnte ab, ich fuhr alleine. Ich musste einige Zeit suchen, hatte ja auch Zeit. Denn es ging jetzt nicht mehr um Leben und Tod, sondern lediglich um eine Todesfeststellung.

Endlich sah ich in der Tiefe des Waldes ein Blaulicht. Näherkommend fühlte ich mich immer mehr in einem Krimi angekommen, bei so vielen Fahrzeugen mit Blaulicht und Personen in Uniform sowie zwei Beamten in weißen Einweganzügen.

Sie standen alle am Hochsitz und blickten nach oben.

Dort hingen neben dem Leitereinstieg zwei Personen, Mann und Frau, etwa Ende 60. Ihre Brillen saßen schräg am Kopf, noch auf der Nasenspitze festsitzend, die Münder halb geöffnet, die Zunge hing bei beiden halb hervor, tiefblau gefärbt.

Was für ein Kontrast: Diese friedliche Sommer- und Sonntags-stimmung im Wald mit all seinem Vogelgezwitscher und den Ge-räuschen des Laubes im Wind. Und jetzt der Blick zu einem Ehe-paar, das offensichtlich keinen Ausweg mehr für sich wusste, Angst vorm Alter hatte oder andere Gründe zu haben schien, gemeinsam auszusteigen aus dem Karussell des Lebens.

Ich wurde von der Polizei hinzugerufen, um die amtliche Leichen-schau zu absolvieren, also den Tod festzustellen. Dieser war ja nun zu offenbar und eindeutig festzustellen, dass ich sagte: »Die Sache scheint ja klar, da kommen jede lebensrettenden Maßnahmen ein bisschen spät, die Totenstarre hat ja schon eingesetzt.«

»Moment!«, sagte ein Kripobeamter, »Wir brauchen von Ihnen den genauen Todeszeitpunkt!«

Jetzt war ich aber erst einmal sprachlos. Was wollten die von mir? Ja, bin ich denn Gerichtsmediziner oder Landarzt? Ich habe zwar gerne die spannenden gerichtsmedizinischen Vorlesungen im Rechtsmedizinischen Institut der Bahnhofstraße in Marburg be-sucht, aber was weiß ich denn heute noch von Todeszeitpunkten, außer, dass die Außentemperatur dabei eine Rolle spielt, ging es mir durch den Kopf.

»Da müssten Sie schon Ihre Kollegen aus Gießen hierherbemühen. Ich bin nur ein kleiner Barfußmediziner, Haus- und Landarzt. Aber das da oben, das ist die andere Fakultät!«

Ich erinnere eine unschöne Szene, als mich die Beamten wegen meiner gerichtsmedizinischen Unkenntnisse ziemlich deutlich kri-tisierten.

Das ärgerte mich. Ich stieg in meinen blauen Golf und fuhr durch die Waldwege zurück.

45. Der Direktor, der sein Versprechen wahrmachte

Josef Stiller war Ende 50, als er an einem Darmkrebs erkrankte. Er war im Vorstand einer Bank in Frankfurt und wegen seiner Erkrankung dienstunfähig. Er unterzog sich einer Chemotherapie. Er hatte wenig Hoffnung und war auch nicht der Patient, der aktiv an seiner Heilung mitarbeitete, sondern eher pessimistisch gestimmt war. Er sagte mir einmal: »Doktor! Wenn es noch schlimmer kommt, bring' ich mich um. Ich habe eine Waffe und einen Waffenschein.«

Es ist immer schwer, in solch einer Situation die richtigen Worte zu finden. Einerseits ist es nachvollziehbar für mich, dass ein Patient eine Abkürzung gehen möchte auf einem Weg, der nur zu dem einen Ziel führt, dem eigenen Tod. Andererseits musste ich ihm auch klarmachen, was dies für seine Angehörigen bedeute, seine Frau, seine Tochter. Er habe ein Gartengrundstück im Wiesengrund. Da wolle er es dann tun, wenn es so weit wäre.

Frau Stiller wusste von seinen Plänen. Wir sprachen darüber. Beide waren wir jedoch hilflos und verzweifelt. Ich hätte ihn wegen latenter Suizidalität einweisen müssen. Aber einer solchen hätte Herr Stiller niemals zugestimmt. Die Einweisung mit Polizeigewalt durchzusetzen gegen seinen Willen, das wollte ich nicht, zumal er Krebspatient war.

Aber die Wochen vergingen, auch Monate. Schließlich dachten Frau Stiller und ich, dass er von seinem Plan abgekommen sei.

Bis eines frühen Morgens, so gegen vier/halb fünf, das Telefon neben meinem Bett klingelte und Frau Stiller mit leiser Stimme sagte: »Herr Doktor, ich glaube er hat es eben getan. Ich habe oben einen Schuss gehört.«

Ich: »Oh Gott! Ja. Moment. Ich muss mich erst mal sortieren«, denn der Anruf hatte mich aus einem Tiefschlaf gerissen, »ich ziehe mich an und komme gleich vorbei.«

Frau Stiller erwartete mich schon an der Tür des Vorgartens. Alles war noch ruhig. Ich hörte erwachende Vögel und zwei Schläge der Kirchturmuhr. Halb fünf also, dachte ich bei mir, als wir beide ins Haus gingen. Herr Stiller hatte sein Zimmer im ersten Stock. Sie schlief unten.

Jetzt stand ich vor der Tür. Sollte ich sie einfach öffnen und eintreten? Was, wenn er noch lebt und einen erweiterten Suizid plant, mich also auch umbringt? Diese Gedanken gingen mir tatsächlich durch den Kopf, war ich doch mittlerweile durch den TV-Konsum spannender Schwedenkrimis geschult.

Also drückte ich die Klinke leise nach unten und trat mit dem Fuß die Schlafzimmertüre auf, um mich dann sofort neben dem Türrahmen zu verstecken. Vorsichtig bewegte ich den Kopf an der Türzarge vorbei und blickte in das Zimmer:

Da lag Herr Stiller in seinem Bett, das Kopfkissen voller Blut und Gehirnmasse, auch die Tapeten hinter dem Kopfende seines Bettes waren voller Blutspuren und Gehirninhalt. Frau Stiller verblieb unten im Wohnzimmer. Ich stand nun alleine neben seinem Bett, sah, dass aus der Ausschusswunde noch immer Blut in langsamen Pulsationen hervorquoll. Herr Stiller lebte also noch. Und er atmete.

Zwar nicht regelmäßig, aber tief und komatös. Was jetzt tun, schoss es mir durch den Kopf.

Die Sachlage ist doch klar, dachte ich bei mir. Herr Stiller wollte sterben, die Last seiner Krankheit und der Schmerzen wurde für ihn zu groß. Er suchte Erlösung. Und jetzt diese Situation! Ich ärgerte mich. Warum musste er noch leben.»Ich hole doch jetzt keinen Hubschrauber hierher, wecke die ganze Nachbarschaft und verschaffe Herrn Stiller einen Abschied von seinem Haus, den er sicher nicht wollte. Denn es würden sich Schaulustige einfinden. Wie immer, wenn der Hubschrauber landet, auch zu dieser frühen Stunde. Und im Krankenhaus stirbt er doch eh – wenn nicht sogar im Hubschrauber«, so ging es mir durch den Kopf.

Ich ging die Treppe hinunter zu Frau Stiller und erklärte ihr die Situation. Ich sagte ihr, dass ich nichts tun würde, außer abzuwarten, bis der Tod von alleine eintritt. Ich sagte ihr auch, dass ich eigentlich zur Hilfeleistung verpflichtet sei, diese aber hier und jetzt unterlassen würde, weil es im Sinne ihres Mannes sei. Sie stimmte dem zu. Ich ging wieder nach oben. Zwischenzeitlich war es hell, und die Kirchturmuhr schlug fünfmal. Eigenartig. So bewusst wie in diesem Moment, in dem ein Mensch vor mir stirbt, hatte ich den Stundenschlag noch nie wahrgenommen. Naturgemäß kam mir der Gedanke: Jetzt hat im wahrsten Sinne des Wortes dein letztes Stündlein geschlagen. Ich schämte mich nicht mal für diesen Gedanken. Denn es war ja genau so.

Die Zeit verging sehr, sehr langsam. Ich staunte, wie lange ein Körper eine solche Verletzung und Ausblutung mitmachte, ohne seine Vitalfunktionen einzustellen. Erst nach etwa einer weiteren Stunde machte Herr Stiller seinen letzten Atemzug.

Fast zwei Stunden war ich jetzt vor Ort, sprach mit Frau Stiller, versuchte, ihr Trost zuzusprechen, dass er es jetzt geschafft und sich einen Wunsch erfüllt habe. Auch sagte ich, dass ich die Polizei benachrichtigen müsse, dies sei ja nun kein natürlicher Tod. Bis zum Eintreffen der Kriminalbeamten musste ich jetzt auch noch vor Ort bleiben. Meine Sprechstunde begann um acht. Gewaschen war ich auch noch nicht und ohne Frühstück. Und so saßen wir fast sprachlos unten im Wohnzimmer. Die Wanduhr tickte gleichmäßig und zwischendurch der Viertelstundenschlag der Stadtkirche. Erst beim Eintreffen der Kripobeamten durfte ich das Haus verlassen, schilderte aber vorher noch die Sachlage. Ich verschwieg allerdings, dass ich tatenlos zugesehen und jede Hilfeleistung unterlassen hatte. Den Todeszeitpunkt gab ich exakt an und verschwand nach Hause. Schnell frühstücken. Dann ab in die Praxis. Ausgeschlafen war ich nicht, aber wach! Und wie. Nach einem derartigen Ereignis konnte ich einfach nicht so zur Tagesordnung übergehen. Es hinterließ Spuren, zu viel Adrenalin war noch im Körper.

Gegen halb neun war ich erst in der Praxis. Meinen Helferinnen erzählte ich, was am Morgen passiert war. Entsetzte Blicke. Ausfüllen des Leichenschauscheines, dann wieder Routine im Praxisalltag. Kurz nach zehn klingelte das Telefon, und Birgit sagte, da seien zwei Beamte von der Kripo, die mich sprechen wollten.

Schrecksekunde!

Ach, du je! Hat die Frau Stiller doch was erzählt, und jetzt wollen die mich wegen unterlassener Hilfeleistung ansprechen.

Mein Mund wurde trocken, die Anspannung stieg. Ich verabschiedete den Patienten aus meinem Zimmer und bat die beiden herein.

Ich: »Darf ich Ihnen einen Kaffee anbieten oder Tee? Ein Wasser?«

K1 und 2: »Kaffee, ja gerne.«

Nachdem Christa den Herren je einen Kaffee hereingebracht hatte, fragte einer der Kripobeamten:

»Haben Sie am Tatort irgendwas verändert?«

Ich: »Ich verstehe die Frage nicht.«

K 1: »Wir suchen das Projektil. Haben Sie das vielleicht im Rahmen erster Maßnahmen irgendwo gesehen oder hingelegt.«

Puh. Jetzt war ich erst mal erleichtert, dass es um diese Sache ging. Und so antwortete ich, dass ich keinerlei Projektil in Augenschein nehmen konnte.

K2: »Dann müssen wir noch mal in die Wohnung. Weitersuchen.«

Kurz vor elf Uhr rief mich einer der Beamten an:

»Wir haben es gefunden! Es lag auf einem Wandregal! Hinter dem Fernseher.«

Herr Stiller hatte gegenüber seinem Bett auf etwa 1,5 Metern Höhe einen Fernseher auf einem Hängeregal stehen. Das Projektil prallte nach seinem Austritt aus dem Schädel gegen die Zimmerwand hinter seinem Kopfteil, von dort auf die gegenüberliegende Wand und landete schließlich dort. Versteckt hinter dem TV-Gerät.

Vom Turm der Stadtkirche schlug es zur vollen Stunde.

46. »Herr Doktor, Sie sind meine letzte Rettung!«

Rolf Baldner ist 51 Jahre alt, als er mich eines Sonntags im ärztlichen Bereitschaftsdienst aufsucht. Sein erster Satz ist der obige!
Dann weiß ich schon Bescheid. Hermann, denke ich bei mir, jetzt kommt wieder ein Knaller auf dich zu! Hier kommst du unter 30 Minuten nicht raus!

Er: »Herr Doktor! Ich war schon bei allen Ärzten. Nächste Woche habe ich einen Termin zu einem MRT, da soll mein Becken und die Symphyse untersucht werden. Ich habe so Leistenschmerzen, und rechts die Leiste ist auch total geschwollen. Und schauen Sie hier, Herr Doktor: meine Haut am Hals und hier an den Armen! Da kommen immer so rote Flecken. Auch am Bauch.« Und er dreht sich um, zieht sein Hemd hoch, beugt sich nach vorne: »Da hinten am Rücken habe ich auch so Flecken, und die jucken so. Aber das Schlimmste ist: Ich habe hier links auf der Brust so Stiche, und die strahlen aus bis in den linken Arm. Und nachts ist es besonders schlimm. Da spüre ich auch Herzstolpern. Und beim Atmen tut es weh. Ich bekomme kaum noch richtig …«
Ich: »Herr Baldner! Darf ich Sie jetzt mal kurz unterbrechen?«

Er: »Ja – natürlich.«

Ich: »Was ist Ihnen denn alles so zugestoßen in Ihrem Leben? Was war in Ihrer Kindheit? Haben Sie Stress in Ihrer Familie, vielleicht mit Ihrer Frau?«

Er: »Meine Frau ist vor sieben Jahren gestorben an einem multiplen Myelom. Ich habe sie qualvoll sterben sehen. Und ich hatte vor acht Jahren selbst einen Blasenkrebs. Aber da ist jetzt alles wieder in Ordnung.«

Ich: »Oje, das tut mir leid. Und Ihre Eltern?«

Er: »Mein Vater ist an Bronchialkrebs gestorben, da war ich so 14 Jahre alt. Und die Mutter war voller Metastasen. Sie hatte einen Unterleibstumor.«

Ich: »Da waren Sie ja vom Krebs nur so umgeben.«

Er: »Ich war wie im Krieg! Ein Schlag nach dem anderen.«

Ich: »Wie furchtbar …«

Er: »… und dann bin ich noch am Tod vorbeigeschrammt bei einem Verkehrsunfall. Da hatten wir unsere Mutter im Auto. Wir wollten sie mit meinem Bruder zusammen ins Krankenhaus fahren. Ein LKW-Fahrer ist eingeschlafen und hat uns gegen die Leitplanke gedrückt. Ich habe mit Glück überlebt. Aber wir haben dort im Krankenhaus erfahren, dass die Mutter voller Krebs sei und nicht heilbar.«

Unsere Unterhaltung ging noch weiter. Sie ließ auch mich nicht unberührt. Wie viel Schicksal und Schmerz hält ein Mensch aus, fragte ich mich.

Ich untersuchte ihn gründlich und stellte fest, dass seine Leisten völlig in Ordnung waren. Die Schwellung, die er bei sich feststellte, war natürliches Fettgewebe. Die roten Flecken am Körper waren sogenannte »hektische Flecken«, wie ich sie immer wieder bei nervösen und vegetativ gestörten Patienten beobachte. Seine Brustschmerzen links waren einfache Verspannungen der Rücken- und Brustmuskulatur. Diese sind unangenehm, aber auf Druck ist ein deutlicher Schmerz auslösbar, den der Patient reflektorisch abwehren will.

Ich: »Hier, sehen Sie Herr. B., da, wo ich drücke, wo es Ihnen so weh tut, da sitzt kein Herz. Nur Haut und Muskulatur! Das Herz sitzt viel tiefer. Sie haben nix am Herzen. Aber: Hat Ihnen schon mal jemand gesagt, dass Sie ein Hypochonder sind?«

Er: »Ja. Ein Freund hat mir das mal gesagt. Und ich habe das gegoogelt, das ist ja was ganz Schlimmes!«

Ich: »Stimmt! Ist es auch. Zumindest für mich. Denn Ihre Schilderung macht mich ganz kribbelig. Haben Sie wieder eine Frau oder Lebensgefährtin?«

Er: »Ja! Ich bin zum zweiten Mal verheiratet. Ganz glücklich.«

Ich: »Und wie hält Ihre Frau das mit Ihnen so aus?«

Er: »Nicht mehr so gut. Sie schimpft auch schon manchmal und sagt, dass ich mir das alles nur einbilde.«

Ich: »Passen Sie gut auf, dass Sie Ihre Frau nicht auch noch verlieren! Nicht an Krebs. Sondern dass die ihnen fortläuft, weil sie es nicht mehr aushält! Denn ich bin ja schon ganz fertig von Ihren Schilderungen in diesen 20 Minuten. Wie mag es Ihrer Frau ergehen, die das den ganzen Tag erleben muss?«

Ich fasse die Konsultation wie folgt zusammen: Ich erklärte Herrn Baldner die Zusammenhänge seiner traumatisierenden Erlebnisse und dass diese naturgemäß Spuren in seinem Unterbewusstsein hinterlassen hätten. Was er jetzt brauche, sei eine baldige Psycho- und Verhaltenstherapie, die seine Hausärztin vermitteln und verordnen solle. Weitere Untersuchungen bei Orthopäden, Neurochirurgen solle er tunlichst unterlassen und das geplante MRT absagen.

Er solle seine Festplatte reinigen, mit Sport und Bewegung beginnen. Zur Nacht schreibe ich ihm einen nicht abhängig machenden Angstlöser auf.

Ich: »Wie heißt Ihre zweite Frau?«

Er: »Greta. Wieso? «

Dann schreibe ich auf ein Privatrezept folgenden Text:

Großer Verdienstorden 1. Klasse
an Ehefrau Greta
für mit Geduld ertragenem Leiden mit Rolf

Fulda, den 28. 3. 2021   *Dr. H. S.*

Rolf B. steht auf, grinst mich an und sagt:

»So direkt hat mir das noch niemand ins Gesicht gesagt. Aber ich glaube, Sie haben recht. Ich bedanke mich bei Ihnen.«

Ich: »Na, vielleicht war ich ja wirklich Ihre letzte Rettung. Denn Ihnen hätte passieren können, dass man Sie krank diagnostiziert und Sie zum Krüppel operiert hätte.«

Herr Baldner wirkte irgendwie befreit, als er das Bereitschaftszimmer verließ. Er schüttelte grinsend den Kopf und murmelte so was wie:

»Doch gut, dass ich hierhergekommen bin.«

Ich rufe ihm hinterher, er möge bloß nicht vergessen, seiner Frau den Verdienstorden auszuhändigen, und er solle sich bei ihr für die bisherige Treue bedanken.

Als ich noch schmunzelnd am Schreibtisch sitze und im Computer dokumentiere, fällt mir noch der Satz von meiner Patientin Helene Schall ein, den diese mir ob ihres hypochondrischen Wahnes einmal sagte:

»Dass ich nix haben soll, das macht mich ja so krank!«

47. Wenn Patienten Ärzte krank machen

Die 76-jährige Frau Wolf betritt mein Sprechzimmer, schnauft grußlos, setzt sich auf den Stuhl rechts neben meinem Schreibtisch und beginnt sofort mit folgenden Sätzen (Originalzitat):

»Ohrensausen, Schwindel, Magenkrampf, Darm rumpelt, Rheuma und Arthrose sind aktiv. Und jetzt will ich meinen Blutdruck wissen! Und, Herr Doktor, fragen Sie im Krankenhaus bei allen Schwestern und allen Ärzten nach: Ich bin keine Jammerjule!«

Brauchen Sie jetzt Zeit zum Durchatmen – liebe Leser?

Ich jedenfalls brauche diese immer nach solchen Verbalattacken. Da bin ich erst mal platt. Der erste Satz ging an Frau Wolf, würde man im Tennis sagen. Aber hier stimmt er auch. Was soll ich als Arzt jetzt tun? Wenn ich jetzt antworte:

»Ach, Frau Wolf, das ist doch jetzt alles nicht so schlimm!«

Was denken Sie, was sich daraufhin für ein Wortgewitter über mich ergießen würde. Also messe ich schön brav den Blutdruck, sage ihr (auch wenn ich 160/90 gemessen hätte), dass er sehr gut sei, so um die 130/80. Jetzt erwarte ich natürlich die Antwort, dass der Blutdruck zu Hause viel höher sei oder niedriger, dass sie nachts einen Blutdruck habe von nur 110/70, ob das denn normal sei, und überhaupt sei das Wetter an allem schuld. (Ich sage ihr jetzt nicht, dass wir seit Tagen eine stabile Hochdruckwetterlage mit 25 Grad und Sonne haben, sondern lasse sie in dem Glauben.) Denn so hat sie wenigstens einen Schuldigen für ihre Beschwerden, und ich bekomme es nicht wieder ab. Aber wie bekomme ich Frau Wolf jetzt wieder raus aus meinem Sprechzimmer? Das ist eine hohe Kunst, die ich mir erst im Laufe der Jahre beigebracht oder in Workshops gelernt habe mit dem Titel »Umgang mit schwierigen Patienten«.

Frau Wolf spricht ja ununterbrochen, lässt mich kaum zu Wort kommen, zetert, dass ich ihr keine Krankengymnastik verordne, der Hausarzt ihrer Schwiegertochter würde dies aber ohne Probleme immer wieder tun, warum nicht ich? Ob ich was gegen sie hätte, und wieso ich ihr denn jetzt das Bisoprolol von Ratiopharm aufschreibe, sie hatte doch immer das Concor, und sie bestehe darauf, dass ich das Originalpräparat aufschreibe.

Ich: »Kann ich gerne machen, Frau Wolf, aber da müssen Sie 18 Euro draufzahlen.«

Sie: »Wieso? Ich zahl' doch in die Krankenkasse ein. Ich habe 45 Jahre gearbeitet, meine Krankenkassenbeiträge bezahlt, da kann ich doch bitte schön was raushaben, oder?«

Ich: »Ja, Sie haben ja recht. Aber die Gesetze haben nicht wir Ärzte gemacht, sondern andere. Wir hatten erst letztes Jahr einen Regress, da haben die uns über 1.300 Euro abgezogen für Medikamente, die wir verschrieben haben, die aber schon auf einer Negativliste der Krankenkassen standen.«

Sie: »Dann beschweren Sie sich doch!«

Ich: »Natürlich tun wir das. Aber das kostet Kraft. Die Krankenkassen kommen nicht zu Ihnen und schreiben: Frau Wolf, der Doktor Sauer hat Ihnen das Präparat XYZ verschrieben, was nicht mehr erstattungsfähig ist. Bitte zahlen Sie uns den Betrag zurück. Nein! Die wenden sich direkt an uns.«

Sie: »Na, da haben Sie Pech.«

Ich: »Stimmt, Frau Wolf. Aber jetzt muss ich weitermachen, das Wartezimmer sitzt voll.«

Sie: »Moment! Wenn ich schon mal hier bin: Eigentlich bin ich ja gekommen, weil seit zwei Monaten mein linker Fuß so schmerzt. Ich war schon beim Orthopäden, und der hat auch schon geröntgt. Jetzt will ich aber von Ihnen wissen, was das ist.«

Ich weiß nicht, wie Sie als Leser diesen Dialog empfinden. Mir geht nach dieser Zuspitzung ihrer Wortwahl wieder mal die Luft aus, und ich bin im wahrsten Sinne des Wortes sprachlos. Denn: Spreche ich weiter, ernte ich Antworten, die ich gar nicht hören will.

Also stehe ich auf, um die Patientin zur Tür zu begleiten. Aber sie bleibt sitzen! Sie reagiert gar nicht auf mein Körpersignal.

Sie bleibt sitzen!

»Frau Wooolfff! Ich muss weitermachen!«

Sie: »Aber Sie haben meinen Fuß ja noch gar nicht angeschaut!«

Ich: »Das machen wir beim nächsten Mal. Sie waren ja deswegen schon beim Orthopäden. Lassen Sie sich bitte draußen bei den Damen einen Extratermin für den Fuß machen.«

Sie: »Na, Sie sind mir ja ein schöner Doktor. Kümmern sich noch nicht mal um meinen Fuß, wegen dem ich eigentlich gekommen bin.«

Sichtbar beleidigt verlässt sie nun mein Sprechzimmer. Ich beobachte ihren Gang. Sie läuft gerade und ohne schmerzbedingte Gehstörung und wendet sich sofort den Damen an der Anmeldung zu:

»Sie sollen mir noch mal einen Termin beim Doktor machen wegen meinem Fuß. Aber bald.«

Keine freundliche Anfrage an meine Praxisperlen, kein Bitte, kein Danke. Reiner Befehlston.

Sie ist schon lange verwitwet. Ich kannte ihren Mann nicht. Aber es muss eine Erlösung gewesen sein ...

Ihr Sohn hat die Strukturen seiner Mutter voll und ganz übernommen, tritt in der Praxis ähnlich auf, im Ton vielleicht etwas geschmeidiger. Aber lass ihn mal älter werden ...

Patienten der Sorte Frau Wolf gibt es in jeder Hausarztpraxis.

Und jeder Kollege gibt seine Lieblingsgeschichten an den regelmäßigen Ärztestammtischen zum Besten.

Oder da ist Frau Maurer, die selbst am Heiligabend an meiner Privatwohnung klingelt und behauptet, sie habe »Angina praktikus«. Hatte ich bislang noch nicht gehört. Klingt aber spannend. Sie ist es auch, die regelmäßig nachts anruft und um Hausbesuche bettelt, es ginge ihr so schlecht. In den ersten Jahren bin ich auch immer wieder hingefahren, meine Kollegen am Ort an den Wochenenddiensten auch. Jedes Mal standen wir vor großem theatralischen Katzenjammer, der aber keinerlei organische Korrelate hatte. Auf dem Nachttischschränkchen stand eine 250-Gramm-Dose Rama-Margarine. Auf meine Frage, was die hier solle im Schlafzimmer, bekam ich zur Antwort, dass sie sich damit ihre Lippen einschmiere.

Irgendwann stellten wir alle die nächtlichen Hausbesuche bei Frau Maurer ein. Aber auch mit dem schlechten Gewissen: Was ist, wenn sie wirklich mal was Ernsthaftes hat? Frau Maurer projizierte ihre glücklose familiäre Situation in ihren Körper, hörte in ihn hinein. Insbesondere dann, wenn ihr Mann Alfred nicht auf ihre Wünsche einging. Dann bekam sie wieder ihre »Angina praktikus« oder klagte über ihr »Klimatikum«, wie sie ihre Wechseljahrbeschwerden nannte. Frau Maurer gehörte zu der Sorte Patienten, die bei mir eine gewisse Aggression auslösten, wenn ich auf dem Tresen ihre Patientenakte liegen sah. »Wer hat die reingelassen von euch?«, fragte ich halb im Spaß, halb im Ernst meine Mitarbeiterinnen. Jedes Mal erntete ich ein hilfloses Schulterzucken, aber auch ein gewisses Grinsen. Keine wollte es gewesen sein. Jetzt war ich nicht der einzige Ansprechpartner für Frau Maurer. Bald entdeckte sie den neu eingerichteten Notruf, die 112. Jetzt war ich erst mal fein raus. Aber ihre Akte wurde dick und dicker von all den Entlassungsberichten aus den vielen umliegenden Krankenhäusern. Sie verstand es wie eine Schauspielerin, ihre Beschwerden so zu schildern, dass die Ärzte im Krankenhaus jedwede Diagnostik durchführten. Einmal sagte sie zu mir: »Herr Doktor, das EKG heute, das hat mir wieder mal gutgetan!« Einmal erlaubte ich mir einen Spaß mit meinem Famulus Constantin, der von der Kölner Uni kam. Ich bestellte ihm Frau M. zu einem einstündigen Termin am Nachmittag ein, in der er mal Zeit habe, sie ganz gründlich zu befragen und zu untersuchen. Und er solle mir anschließend die Patientin vorstellen und seine Sicht der Dinge erläutern und mir sagen, an was genau sie leide. Ich schmunzele, während ich das hier schreibe, denn es war schon ein bisschen frech von mir, ihm einen so schwierigen Fall zu überlassen. Constantin beherrschte die Kunst der Anamnese schon sehr gut, und so fragte und fragte er. Und er bekam Antworten. Die Stunde war im Nu vorbei. Frau M. ging es besser. Man sah es an ihrer Mimik. Endlich hatte ihr einmal jemand in Ruhe zugehört und sie ausreden lassen. Das war ihr schon lange nicht mehr passiert. Weder zu Hause noch bei den Ärzten.

Als Herr Maurer seine Frau mal wieder bei mir in der Praxis ablieferte, kreuzten sich unsere Wege. Ich fragte:

»Herr Maurer, was würde Ihre Frau denn machen, wenn sie uns Ärzte nicht hätte?«

Er: »Dann würde ihr wahrscheinlich nichts fehlen.«

Und dabei denke ich an den Satz eines Patienten, den dieser mir im Rahmen einer Konsultation mal anvertraute:

»Der Patient ist dem Hausarzt treuer als dem Ehepartner.«

48. Reif für die Insel

Sicher tragen die Erzählungen aus dem letzten Kapitel nicht dazu bei, für den Beruf des Hausarztes zu werben. Aber diese sind einfach auch ein Teil davon. Und ich möchte doch behaupten, dass die überwiegende Anzahl der Patienten meinen Mitarbeiterinnen und mir freundlich und zuvorkommend begegnet sind.

Aber die Dosis macht das Gift. Und dann kommt hinzu, dass der letzte Urlaub schon fünf Monate zurückliegt und man so ganz allmählich seinen Tank trockenfährt oder sich der Akku entlädt. Und dann sind es ganz banale Zeichen, die mir verraten: Aufpassen, Doc! Du bist schon wieder inselreif! Ich nenne es gerne:

Die Erschöpfung des Mitgefühls **durch** das Mitgefühl.

Jeden Tag hören wir Ärzte die Klagen der Patienten, ihre Nöte, ihre Sorgen. Ob gesundheitlich, familiär oder beruflich. Die Wertschätzung im Berufsleben hat abgenommen. Haben früher noch die familiengeführten, mittelständischen Unternehmen ihren Mitarbeitern kleine Geschenke zu Weihnachten gemacht, sich bei ihnen persönlich bedankt, eine Weihnachtsfeier veranstaltet, so ist dies heute ein alter Zopf. Junge Menschen beklagen, dass sie morgen nach Shanghai geschickt würden und kaum zurück, müssten sie in die

USA. Globale Märkte verlangen solche Strategien. Aber die Familie bleibt auf der Strecke. So erzählt Gerhard Schmidl:

»Herr Doktor, ich kann einfach nicht mehr!«

Ich: »Wie meinst du das, Gerhard?« (Ich kenne ihn von klein auf.)

Er: »Es wird mir alles zu viel! Mein Arbeitgeber ist ständig an mir, ich soll dahinfliegen, dann dorthin. Dann bekomme ich dauernd E-Mails, die gleich zu beantworten sind …«

Ich: »… und dann hast du noch eine Frau, die sich beschwert, dass du nie da bist!«

Er: »Genau, Herr Doktor, und um die Kinder würde ich mich auch nicht kümmern.«

Ich: »In der Tat! Eine Scheißsituation. Und gebaut habt ihr doch auch erst gerade?«

Er: »Ja, klar. Und das Haus will abbezahlt werden. Und der Arbeitgeber sagt, auf meinen Arbeitsplatz würden 35 Bewerber warten!«

Ich: »Er erhöht auch noch den Druck auf dich. Was für eine Sauerei. Erhältst du denn auch mal ein Lob oder ein Dankeschön?«

Er: »Herr Doktor! Was denken Sie denn? Noch nie bekommen. Immer nur Druck, Druck, Druck!«

Ich: »Den Druck spüre ich ja förmlich.«

Er: »Dann werden aber auch immer wieder Kollegen entlassen, und die Mehrarbeit landet bei uns.«

Ich: »Weißt du was, Gerhard? Ich ziehe dich jetzt erst mal drei Wochen aus dem Verkehr. Ich schreibe dich krank! Soll der Arbeitgeber sehen, dass man so nicht mit der Ressource Mensch umgeht.«

Er: »Oh, da krieg' ich Ärger!«

Ich: »Mir egal. Wenn ich dich jetzt nicht krankschreibe, bekommst du auch Ärger. Aber mit deiner Frau. Nutze die drei Wochen, tanke auf, geh spazieren, mach Sport, nimm die Kinder mit ins Schwimmbad. Lade deinen Akku wieder bewusst auf, und schlafe dich auch mal wieder richtig aus.«

Oft braucht es solche klaren Ansagen. Denn auch die Ehefrauen und jungen Mütter fühlen sich zu Hause alleine überfordert oder sind auch selbst berufstätig. Die Kinder wollen zum Sport, zum Gitarrenunterricht oder zu Freunden gefahren werden, benötigen Unterstützung bei den Hausaufgaben. Auch sie erschöpfen schleichend und klagen dann über zunehmende Rückenschmerzen, weil der Rücken die Last nicht mehr tragen kann.

So geht es mir auch oft mit dem Pflegepersonal der Krankenhäuser und Kliniken oder Altenheime.

Eine Krankenschwester sagte mir: »Wir pflegen unsere Computer besser als unsere Patienten!« Dieser Satz hat mich nicht erschreckt, denn bei meinen Visiten in den Altenheimen habe ich schon lange feststellen können, dass die examinierten Fachkräfte über der Patientenkladde saßen und die Dokumentationen vornahmen. Die Pflege, das Gespräch oder die Nähe zum alten Mitmenschen oblag den Praktikanten oder Jugendlichen im Freiwilligen Sozialen Jahr.

Schwester Annette erzählte weiter:

»Das ist schon kein Spaß mehr auf Station. Immer weniger Pflegekräfte für immer mehr Patienten. Wir können es kaum noch schaffen. Dann werden Kolleginnen krank, und wir müssen auch dafür einspringen. Das geplante freie Wochenende wird auch gestrichen, weil die Kollegin krank ist.«

Ich: »Was denken Sie, warum sie wohl krank ist?«

Sie: »Ja, warum wohl!«

Ich: »Genau! Wenn ich in einem Boot mit einem Leck sitze, kann ich am Anfang noch das Wasser mit dem Eimer rausschütten. Aber irgendwann verliere ich die Kraft und gehe unter.«

Sie: »Ja. So ist es wohl.«

Früher waren die Krankenhäuser auch geführt von kirchlichen Einrichtungen, in denen Nonnen ihren Dienst für Gotteslohn versahen. In einem derartigen Krankenhaus hatte ich unter anderem auch gelernt und meine Ausbildung der Inneren Medizin absolviert. Wir waren auf Station ein gutes Team, Schwester Claudia arbeitete als Stationsschwester in ihrer Ornatskleidung bis spät am Abend, die anderen zivilen Schwestern in weißer Berufskleidung in geregelter Arbeitszeit. Gegen neun Uhr frühstückten wir gemeinsam auf Station, dann begann die Visite. Wir hatten nie den Eindruck, dass man uns unter Druck setzte. Natürlich gab es auch mal hektische Zeiten, aber alles blieb im Rahmen, und wir fühlten uns weder gejagt noch gehetzt. Erst in späteren Jahren dachte ich oft über Schwester Claudia nach. Wie mag es ihr wohl ergangen sein mit ihren Dauerdiensten. Täglich. Auch an Wochenenden. Und immer von sechs Uhr in der Frühe bis oft nach acht am Abend. Heute weiß ich, warum sie nicht immer gut gelaunt war und wir Assistenzärzte oft genug von ihr einen drübergebraten bekamen, oft aus nichtigem Anlass. Aber wir haben auch viel von ihr lernen können.

Heute sind die Krankenhäuser und Kliniken im Besitz großer Gesundheitskonzerne oder Aktiengesellschaften. Hier heißt es jetzt: Gewinn ausschütten oder, sollte es sich um eine gemeinnützige oder staatliche Einrichtung handeln, zumindest keinen Verlust erwirtschaften. Und das spürte ich zunehmend in meiner Praxis. Immer mehr Krankenpfleger und Schwestern zeigten erschreckende Erschöpfungssyndrome. Nach solchen Gesprächen war ich in der Regel innerlich aufgewühlt. Einmal wählte ich direkt das Vorzimmer eines Chefarztes an, der zu diesem Zeitpunkt auch noch amtierender Direktor der Klinik war. Ich erzählte ihm sozusagen brühwarm, was ich so alles an Klagen aus seinem Hause vernahm, dass die Angestellten sich ausgenutzt fühlten und am Ende ihrer Kräfte seien und dass für sie kein Land in Sicht sei.

»Sie sprechen mir aus dem Herzen«, sagte mir Chefarzt H. Wie oft sei er in der Verwaltung vorstellig gewesen und habe dieses Manko angesprochen, sei aber immer auf taube Ohren gestoßen. »Ich muss hilflos dabei zusehen, wie wir unser Personal verheizen«, setzte er noch sinngemäß hinzu, nachdem ich ihm gesagt hatte, dass es mich nicht wundere, dass unsere besten Kräfte, ob Ärzte oder Pflegepersonal, nach Norwegen oder Schweden auswanderten.

Es sind die gebenden und helfenden Berufe, die besonders gefährdet sind für ein Erschöpfungssyndrom. Denn wer sagt schon gerne »Nein«, wenn es um die Hilfe am Nächsten geht?

»Kranke Heiler«, schrieb Der Spiegel im Oktober 2008: »Mediziner leiden öfter an Depressionen und Suchterkrankungen als Menschen in anderen Berufen, und sie begehen doppelt so häufig Selbstmord. Warum ist der Arztberuf so gesundheitsschädlich?«

Nun, wer sich um Patienten kümmert, hat auch Kummer.
Und wer sich um Patienten sorgt, hat auch Sorgen.

Und genau das ist unser Problem. »Ein gesunder Egoismus ist lebenserhaltend«, sage ich immer mal wieder zu Patienten, die in diesem Dilemma stecken.

Dabei denke ich dann auch mal an mich und frage mich: Wieso bist du eigentlich in letzter Zeit so gereizt und warst bei den letzten Kontakten so kurz angebunden? Oder gestern bei Werner Fröhlich!

Ich erinnere diese Geschichte, hat sie mich doch wirklich auf die sprichwörtliche Palme gebracht. Werner Fröhlich saß in einer derart respektlosen Körperhaltung auf seinem Stuhl, er lag quasi quer vor mir, und ich spürte, dass meine Worte bei ihm in keiner Weise oben ankamen. Das Schlimmste dabei war aber, dass er dabei auch noch mit offenem Mund einen Kaugummi zwischen seinen Zähnen hin- und herschob und kaute.

»Herr Fröhlich, in der Schule hatten wir einen Lehrer, der Herr Friessem, der konnte sich furchtbar darüber aufregen, wenn wir als Schüler Kaugummi kauten. Herr Fröhlich, mir geht das jetzt mit Ihnen genauso. Ich empfinde das als respektlos. «

Beide hatten wir danach einen roten Kopf. Aber ich war es los.

Zwei Wochen später lief ich mit meiner Frau über den unendlich langen Sandstrand von Fuerteventura. Ich erzählte ihr die Geschichte von Herrn Fröhlich und meiner Reaktion.

Meine Frau: »Kannst du denn nicht einmal dein vorlautes Mäulchen halten und dich zusammenreißen?«

Ich: »Nein! Konnte ich eben in diesem Moment nicht mehr. Und genau daran habe ich gemerkt, dass ich aus dem Laden raus muss, bevor ich weiteres Unheil anrichte. Der Fröhlich kommt sicher nicht mehr.«

Nach meiner Auszeit und Erholung auf der Insel war ich wieder deutlich gelassener im Praxisalltag. Sehr verwundert war ich, dass irgendwann die Karteikarte von Werner F. auf dem Tresen lag. Er wollte nicht seine Akte abholen, um den Arzt zu wechseln. Er wollte zu mir in die Sprechstunde. Dann saß er bei mir drinnen.

Ich: »Herr Fröhlich, ich muss mich bei Ihnen entschuldigen.«
Er: »Wieso? Wegen was denn?«
Ich: »Na, die Sache mit dem Kaugummikauen.«

Er: »Nein, brauchen Sie nicht. Sie hatten ja recht.«

Hätte niemals gedacht, dass diese Geschichte so ausgehen würde.
Menschsein bedeutet, auch Fehler zu machen, sagte einmal Patient Richard Andres zu mir. Recht hatte er.

49. Vom Münchhausen-Syndrom

Menschen mit Münchhausen-Syndrom stellen für Ärzte und Pflege-personal eine große Herausforderung dar. Eine Therapie ist zudem leider schwierig, weil Betroffene sie meist ablehnen.
(Marian Grosser, in NetDoktor)

Ich war junger Assistenzarzt in der Gynäkologischen Abteilung. Immer wieder kam es bei der 18-jährigen Nele Holstenbek zu Blutungen aus der Vagina. Schließlich schickte sie ihr betreuender Frauenarzt zu uns in die Klinik. Die klinische Untersuchung erbrachte keinerlei Auffälligkeiten. Da es aber immer wieder zu Blutungen und Abgang von Koageln kam, entschlossen wir uns zu einer Ausschabung der Gebärmutter. Das daraus gewonnene Abradat wurde zur histologischen Untersuchung eingeschickt und erbrachte einen regelrechten altersentsprechenden Befund der Gebärmutterschleimhaut.

Zwei Tage später sollte Nele entlassen werden, als sie uns erneut Blutspuren an ihrem Nachthemd zeigte. Wir waren ratlos. Sollte uns ein Fehler bei der Ausschabung unterlaufen sein? Wieso kam es zu einer Nachblutung? Erneute Narkose, erneute Inspektion der Gebärmutter. Und in der Tat sah man am Gebärmuttermund leichte Blutspuren. Es erfolgte eine weitere vorsichtige Ausschabung. Auch hier brachte die Histologie keine neuen Erkenntnisse. Chefarzt Professor M., Oberarzt H. und wir Assistenten grübelten über das Rätsel Nele Holstenbek. Besonders weil sie ihre Mitpatientinnen gegen uns aufwiegelte und uns fehlerhaftes Handeln vorwarf: »Dass die auch was verletzen können – ärztlicher Kunstfehler –, das wollen die nur nicht zugeben; ich finde das nicht gut«, sagte Nele zu anderen Patientinnen.

Wir schreiben das Jahr 1981. Die Klinik lag in einem Altbau der Bauart Charité, hatte aber ihren eigenen Charme und war medizinisch auf dem neuesten Stand eingerichtet. Nur die Krankenzimmer waren in die Jahre gekommen. Sie hatten nur ein Waschbecken, aber keine Toiletten. Diese befanden sich auf dem Flur, gegenüber unserem Stationszimmer.

An einem Wochenenddienst ging ich sonntags über meine Station 9. Schwester Maike erwartete mich zur Visite. Wir standen vor dem Schwesternzimmer und unterhielten uns zunächst ein bisschen privat über den letzten Ausflug auf die Insel Norderney oder das Surfen am Tweelbäker See. Plötzlich öffnete sich die gegenüberliegende Tür der Toilettenräume und Nele trat auf den Flur. Sofort erkannte sie die Situation, versteckte in Windeseile etwas in ihrer Bademanteltasche und hielt ihre rechte Hand fest darin verborgen. Ich lief ihr hinterher und versuchte, ihre Hand aus der Manteltasche zu holen. Sie wehrte sich gewaltig. Schließlich kam es in der Tat zu einem Gerangel zwischen uns beiden. Ich war eindeutig der Stärkere. Dann hatte ich eine blutverschmierte, 25 Zentimeter lange und spitze Schere in meiner Hand.

Das Rätsel war gelöst. Die Blutungen hatte Nele sich selbst zugefügt.

Ich zitiere aus NetDoktor:

Das Münchhausen-Syndrom ist eine schwere psychische Störung. Die Betroffenen täuschen körperliche oder psychiatrische Symptome sowie Behinderungen vor – oder rufen diese absichtlich hervor. Sie scheuen weder Schmerzen, bleibende körperliche Schäden noch Mühen, um glaubhaft zu vermitteln, krank zu sein. Schmerzhafte Behandlungen oder gefährliche Eingriffe schrecken sie nicht ab. Ihr Leben dreht sich vornehmlich darum, von einem Arzt zum anderen und von Klinik zu Klinik zu wandern.

Nele wurde entlassen. Wir rieten in unseren Briefen an Hausarzt und Gynäkologen um eine weitere psychiatrische Abklärung. In der Klinik konnten wir nicht klären, welche Narben aus ihrer Kindheit zu den Narben an ihrer Gebärmutter geführt hatten. Ihre – vermutlich in der Kindheit – verletzte Seele suchte Schutz im Krankenhaus und bei uns Ärzten.

Erst Wochen später erfuhr ich, dass Nele in einem psychiatrischen Krankenhaus untergebracht war, und erhielt einen Entlassungsbrief von dort. Es gab reichliche Hinweise auf frühe Verletzungen ihrer kindlichen Seele: Ihr Vater war Alkoholiker und hat der Familie dadurch erheblichen finanziellen Schaden zugefügt. Er ist dann an einer Leberzirrhose verstorben. Die Mutter heiratete erneut. Der Stiefvater war gewalttätig. Nele begann eine Ausbildung zur Krankenschwester, fühlte sich aber damit überfordert und brach ihre Ausbildung ab. Mit 16 Jahren kam es zu einem ersten Suizidversuch. Mit 18 Jahren begann sie ein Freiwilliges Soziales Jahr, ausgerechnet oder typischerweise in einem Krankenhaus.

Danach entschloss sie sich, Altenpflegerin zu werden. Da sie zu dieser Zeit glaubte, schwanger zu sein, sie aber ihre Ausbildung zur Altenpflegerin unbedingt aufnehmen wollte, habe sie einen Abtreibungsversuch unternommen, bei dem sie sich selbst mit einer Schere verletzte.

Diese Verletzung führte sie dann letztendlich zu uns in die Klinik.

50. Herr Doktor, der Hitler hat uns kaputtgemacht!

Leider habe ich erst sehr spät in meiner beruflichen Laufbahn erfahren, welche Traumatisierungen die überlebenden Kriegsteilnehmer mit nach Hause gebracht hatten.

Die grausamsten Geschehnisse wurden mir berichtet. Beim Anhören dieser Schilderungen fragte ich mich oft, was diese damals jungen Menschen haben durchmachen müssen und wie sich das Geschehene wohl in ihrem Gedächtnis festgesetzt haben muss. Vom verblutenden Kameraden, dem ein Arm oder Bein durch eine Granate abgetrennt wurde, oder vom markerschütternden Schreien der Kameraden im Schützengraben nach Schussverletzungen:

»Herr Doktor! Es war furchtbar. Die Schreie höre ich heute noch im Schlaf. Und der Bauch von Gustav, der war aufgeplatzt. Der ganze Darm trat hervor! Der Gustav hat so geschrien, dass wir ihn erschießen sollten, er hat darum gefleht! Wir haben ihm schließlich die Gnadenkugel geben müssen!«

Unsere Soldaten mussten morden, um selbst zu überleben. Nach Gefangenschaft oder Flucht fanden sie sich in ihrer alten Heimat nur schwer zurecht. Die Ehefrauen waren mit dem Wiederaufbau beschäftigt, den eigenen Kindern war man fremd, sie waren ja teilweise sechs oder mehr Jahre ohne Vater aufgewachsen. Und jetzt störte er die gewohnte Ruhe mit seinem Befehlston, oder er schwieg. Des Nachts hörten die Kinder Schreie ihres Vaters. Der heimgekehrte Soldat wurde im Schlaf von Albträumen gequält.

Eine psychologische Hilfe sah das Nachkriegsdeutschland nicht vor. Hunger und Entbehrung waren an der Tagesordnung. Flucht aus den Ostgebieten, als Deutsche waren sie im eigenen Land unwillkommen. Das Wort Flüchtling wurde zum Schimpfwort. In der neuen Heimat Wurzeln zu schlagen, war schwer.

Zwar spürte ich in meinem Arztalltag, dass Patienten, die Ende der 1910er und 1920er Jahrgänge geboren waren, ruhigere Vertreter waren. Man kam nur schwer an sie heran. Über Gefühle sprachen sie nicht. Sie blockten ab, sagten nur das Nötigste und wollten Hilfe gegen die eine oder andere Krankheit. »Doktor, ich war im Krieg! Da habe ich ganz andere Sachen aushalten müssen!«, war eine der Antworten, die ich häufiger zu hören bekam. Leider habe ich damals aus noch fehlendem Interesse verpasst, nachzufragen, was denn so alles passiert sei und was er erlebt habe im Krieg. Vielleicht hätte sich der Patient etwas geöffnet und sich Luft verschaffen können. Auch löste es bei mir immer ein beklemmendes Gefühl aus, wenn ich einen Patienten untersuchte, der unter seinem linken Oberarm seine Blutgruppe eintätowiert hatte. Das signalisierte mir: Dieser Patient war eine Charge der SS. Meine Empathie hielt sich in Grenzen. Andererseits, dachte ich mir, was hättest du damals als 16- oder 18-Jähriger gemacht?

Erst durch die Bücher von Sabine Bode wurde mir vieles sehr viel bewusster. In ihrem Buch »Die vergessene Generation. Kriegskinder brechen ihr Schweigen« erfuhr ich von den Spätfolgen und Traumata dieser Menschen. Ich habe Bodes Bücher so etwa um 2016 bis 2018 gelesen. Da waren die meisten der Kriegsteilnehmer schon verstorben. Nur wenige waren noch so klar im Kopf, dass sie vor ihrem Tod ihre Schuld jemandem anvertrauen wollten.

Und so erlebte ich oft, dass, je älter der Patient wurde, er immer mehr eingeholt wurde von seinen Kriegserinnerungen. Und der Titel dieses Kapitels ist ein wörtliches Zitat von Herrn Limburger, als ich sein Zimmer im Altenheim betrete. Ich frage, was er mir damit sagen wolle.

Er: »Wir mussten doch alle schießen, Herr Doktor! Der Russe hatte uns eingekesselt.

Wenn wir es nicht gemacht hätten, wären wir dran gewesen. Wir wurden angegriffen, da hat ein Kamerad eine Handgranate nach vorne geworfen. Es war furchtbar, was wir da sahen. Das Blut spritzte nur so, und Arme und Beine flogen durch die Luft.«

Da lässt es sich von meiner Seite nur schwer antworten. Ich spüre, dass ich hier auch die Rolle eines Beichtvaters übernehmen muss. Herr L. spürt seinen nahenden Tod und will noch einiges loswerden. Ich höre zu und lasse ihn reden. Es sprudelt nur so aus ihm heraus. Seine Frau lebt im selben Heim, aber in einem anderen Zimmer. Als ich das Ehepaar Limburger noch in deren Häuschen besuchte, wunderte ich mich stets über die Sprachlosigkeit, die in deren Wänden herrschte. Es war eine schweigende oder streitende Zweisamkeit. Man hatte sich wenig zu sagen und schwieg sich aus. Er war vom Ort, sie war ein Flüchtling aus Ostpreußen, wurde hier nie heimisch, in den ersten Jahren stets als »Fremde« tituliert. Es war eine Notgemeinschaft. Wenn ich das Haus betrat, saß sie im Wohnzimmer und er in der Küche. Heute weiß ich, wie schwer die Lasten des Krieges und der Flucht auf ihnen gelegen haben mussten, dass es ihnen die Sprache verschlagen hatte.

Frau Berthold, auch aus Ostpreußen geflohen, im Winter über Eis und durch Schnee, erzählte mir, dass Mütter ihre Kinder zurücklassen mussten, weil sie erfroren waren oder verhungert. Und dann vertraute sie mir etwas an, das sie in ihrem Leben bisher noch niemandem, auch nicht ihrer Tochter, erzählt hatte: nämlich die Vergewaltigungen durch russische Soldaten. Sie war damals 17 Jahre alt. Frau Berthold hatte es stets für sich behalten, ihr Leben gelebt, eine Familie gegründet. Sie hatte nicht mal Zeichen einer posttraumatischen Störung. Nein, sie schien stets bescheiden und zufrieden. Erst im hohen Alter musste es raus, und sie erzählte es mir.

Raimund Zweigler war auch einer von der stillen Sorte. Er hatte eine liebenswerte Frau, die aber früh erkrankte, und drei Söhne. Im zunehmenden Alter entwickelte Herr Z. eine Lungenerkrankung. Er hatte eine Überblähung des Lungengewebes und bekam nur schwer Luft.

Und regelmäßig im Januar bekam er eine Lungenentzündung. Oft war sie so schwer, dass sie nicht ambulant behandelt werden konnte und er ins Krankenhaus musste. Nach etwa acht oder zehn Jahren sagte ich zu Herrn Zweigler:

»Herr Zweigler, haben Sie eine Erklärung, warum Sie immer im Januar, und zwar immer etwa um den 10. Januar herum so schwer erkranken?«

Er: »Doktor! Am 8. Januar 1944 wurde unser Schiff im Skagerrak von einem U-Boot-Torpedo getroffen und versenkt. Ich lag über Stunden im eisigen Wasser. Die Besatzung eines unserer anderen Boote zog mich aus dem Wasser. Aus Erzählungen weiß ich, dass ich auf den Haufen mit den Leichen geworfen wurde. Dann muss jemand gerufen haben: ›Da zuckt noch einer auf dem Leichenhaufen.‹ Das war ich. Ich wurde in Decken gehüllt, ich glaube, auch in warmes Wasser gelegt, so genau weiß ich es nicht mehr. Aber ich habe überlebt.«

Jetzt war mir klar, was Herrn Zweiglers Körper jeden Januar aus den Tiefen seiner Erinnerung hervorholen ließ.

Eine andere furchtbare Geschichte ist die von Erich Widmaier. Er lebte und arbeitete in Frankfurt in einem Chemiewerk und zog nach seiner Pensionierung zurück in die Region, wo er nach seiner Entlassung aus russischer Gefangenschaft in ein Auffanglager kam. Es lag in der Nähe von Bad Hersfeld. Im Lazarett lernte er seine Frau kennen und zog zu ihr. Hier betreute ich nun die beiden. Zuletzt nur noch ihn, denn Frau Widmaier starb unerwartet. Jetzt war er alleine. Eine polnische Frau lebte mit im Haus und versorgte ihn. Alle drei Wochen besuchte ich ihn. Seit seine Frau nicht mehr da war, drehte sich unser Gesprächsthema nur kurz um Blutdruck und abgehörtes Herz. Er begann zu erzählen von den Sümpfen in Russland, den Brückenköpfen und Flussüberquerungen, Angriffen durch Partisanen und so weiter. Aber bei einer Geschichte kamen uns beiden die Tränen:

Er: »Wir waren doch eingekesselt. Immer wieder hofften wir auf Flugzeuge, die uns rausholten. Das hätten Sie sehen sollen: Die Soldaten klammerten sich an Teilen vom Flugzeug fest, so groß war die Verzweiflung.«

Ich: »Schrecklich. Nicht vorstellbar.«

Er: »Aber das Schlimmste, was ich erleben musste, war, dass mein Freund und Kamerad Armin sich mit einer Handgranate verletzte. Absichtlich. Denn er wollte ins Lazarett und hoffte, dass er nach Hause transportiert würde. Er hatte zwei kleine Kinder. Das letzte war bereits zwei Jahre, und er hatte sein Töchterlein noch nie gesehen. Nur auf Fotos in Feldpostbriefen.«

Ich: »Und – wie ging es weiter?«

Er: »Er kam ins Lazarett. Sein Fuß war schwer verletzt. Aber der Stabsarzt entdeckte blauen Farbstoff in der Verletzung. Da wusste er, dass es kein Feindangriff war, sondern eine Selbstverletzung mit der eigenen Handgranate. Die hatten doch tatsächlich Farbstoffe zugesetzt, um Soldaten der Selbstverletzung zu überführen.«

Ich: »Nicht zu fassen!«

Er: »Aber das Schlimmste kommt noch. Er wurde zurückbeordert zu unserem Verband und sollte durch uns hingerichtet werden. So habe ich meinen besten Freund verloren und musste dabei noch froh sein, dass die Vollstreckung des Todesurteils durch eine andere Truppe erfolgte. Sie nahm uns diese schwerste Aufgabe ab.«

Stille und Fassungslosigkeit erinnere ich in diesem Moment. Statt seine Soldaten durch Heimaturlaube am Leben zu erhalten und damit auch kampffähig, tötete die Führung ihre eigenen Soldaten und einen jungen Vater zweier Kinder.

Bei einem meiner nächsten Besuche habe ich Herrn Widmaier gebeten, seine Kriegserlebnisse und Erinnerungen doch einfach mal niederzuschreiben, um sich ein bisschen Luft zu verschaffen und das alles einmal aus seinem Kopf rauszulassen.

Er tat dies. Drei Wochen später zeigte er mir seine Aufzeichnungen. Es waren mehr als 50 Seiten, handgeschrieben. Sie beginnen so:

Heute ist der 13. November 2015, und ich versuche, mich in die Stimmung zu versetzen, wie alles sich erklären lässt, was man in der Erinnerung als Soldat alles erlebt hat. Meine Einberufung war am 15. Oktober 1942. Mit der Bahnfahrt Erfurt–Smolensk–Brjansk fing es an.

Es war Januar 1943, als wir in Brjansk-Bahnstation ausgeladen wurden ...

Ich durfte mir die Aufzeichnungen von Erich W. fotokopieren, und sie befinden sich noch heute bei mir. Mein Sohn hat sie mit Interesse gelesen. Zeitzeugen sterben aus. Wer mahnt die nachwachsenden Generationen?

Deswegen erlaube ich mir, an dieses Kapitel von Erich Widmaier Auszüge aus einer Rede unseres damaligen Bürgermeisters Hans-Jürgen Schäfer anzuhängen, die dieser am Volkstrauertag 2014 hielt:

Der Volkstrauertag 2014 ist, wie ich meine, ein besonderer Gedenktag.

Vor 100 Jahren, am 1. August 1914, begann der Erste Weltkrieg, der allein 17 Millionen Opfer forderte.

Vor 75 Jahren begann der Zweite Weltkrieg, der in der Tat große Teile dieser Welt ins Verderben stürzte und mehr als 70 Millionen Menschen das Leben kostete.

(...) Anlässlich des Ausbruchs des Ersten Weltkrieges wurde uns in den letzten Wochen auch medial dieses schreckliche Ereignis vor Augen geführt. Gedenktafeln auf unseren Friedhöfen und in unseren Kirchen zeigen uns, dass es in jedem unserer Dörfer und der Stadt Opfer zu beklagen gab.

Angesicht dieses Dramas muss man sich fragen, warum nur 25 Jahre später der Zweite Weltkrieg ausbrechen konnte, und muss die Frage stellen: »Hatten die Menschen nichts aus der Vergangenheit, dem schlimmen Ersten Weltkrieg gelernt?«

Und die, die etwas gelernt hatten und sich zu Wort gemeldet hatten, bezahlten dies mit ihrem Leben. (...)

Heute, 75 Jahre nach dem Ende des Zweiten Weltkrieges erleben wir eine von Kriegen befleckte Erde. Jederzeit kann ein Funke eines Krisengebietes einen dritten Weltkrieg entfachen. Warum?

Weil Millionen Kriegstote schweigen.

Frieden ist leider nicht ansteckend.

Aber Kriege breiten sich aus wie Epidemien.

51. Notlüge

Wieder einmal Sonntagsdienst. Ich war gerade knapp ein Jahr niedergelassen. In die Notfallsprechstunden kamen nun auch Kinder,
da wir im Wochenenddienst auch die Kinderärzte vertraten. Einen
bundes- oder landesweit geregelten Notdienst wie heute gab es 1985
noch nicht.

Zu mir kam Frau Bartsch mit ihrer Tochter Brigitte. Die kleine
Brigitte war eineinhalb oder knapp zwei Jahre alt. Die Mutter machte sich Sorgen wegen Brigittes Schmerzen im linken Unterbauch.
Immer wieder ziehe sie die Beine an und würde auch erbrechen. Ich
untersuchte das Kind. Es ließ alles ruhig über sich ergehen, zu sehr
geschwächt schien es schon durch die lange anhaltenden Schmerzen. Im linken Unterbauch tastete ich einen kleinen Tumor. Ver-
dammt, dachte ich bei mir, das könnte eine Invagination sein.

Eine Invagination tritt typischerweise in den ersten Lebensmona-
ten bis zum Ende des zweiten Lebensjahres auf. Hier stülpt sich
der obere Dickdarm über den unteren Teil. Diese kann rechts im
Blinddarmbereich sein oder links im Sigma und Enddarmbereich.
Ursächlich stehen an erster Stelle Darmentzündungen durch Viren.

Die Eigenbewegung des Darmes führt die Einstülpung immer weiter nach unten in den Darm, was natürlich zu starken Schmerzen und Krämpfen bei den kleinen Kindern führt. Häufen sich diese Krämpfe, ist das Kind bald erschöpft. Blutige Stühle deuten bereits auf ein Absterben des Darmabschnittes hin, der von der Invagination betroffen ist.

Bei mir schrillten die Alarmglocken! Invagination, so lernte ich in meiner klinischen Ausbildung, ist **immer** ein akuter Notfall, und alleine der Verdacht rechtfertigt die sofortige Klinikeinweisung.

»Frau Bartsch«, sagte ich, »ich muss gerade noch mal kurz nach nebenan, da liegt noch ein Patient an der Infusion. Ich komme gleich wieder, dann kümmere ich mich um die kleine Brigitte.«

Ich habe ein bisschen geschwindelt. Denn im Nachbarzimmer lag kein Patient an einer Infusion, sondern mein Lehrbuch der Chirurgie und das der Kinderheilkunde. In beiden überflog ich die Kapitel über Invagination und wurde in meiner Verdachtsdiagnose bestätigt.

Walzenförmiger Tumor. Genau den hatte ich getastet. Himbeerrotes Blut am Fingerling. Aha. Ich hatte noch nicht rektal untersucht. Mach ich jetzt bei einem kleinen kranken Kind nicht wirklich gerne, aber musste sein. Zurück nach nebenan.

»So, Frau Bartsch, jetzt habe ich Zeit für die Kleine! Leider muss ich Gitti noch mal vom Po aus untersuchen. Aber keine Angst. Ich mache das sehr vorsichtig und nehme nur den kleinen Finger. Und der ist dünner als so manche Wurst, die da hinten rauskommt.«

Die kleine Brigitte ließ diese Untersuchung teils apathisch, teils mit schwacher Abwehrreaktion über sich ergehen. Aber ich konnte feststellen, dass an meinem Fingerling hellrotes Blut zu sehen war.

Damit war für mich die Diagnose klar, und ich sagte der Mutter, dass sie Brigitte jetzt gleich in die Klinik fahren solle. Ich schrieb auf die Krankenhauseinweisung: »Verdacht auf Invagination«. Dann verabschiedete ich Mutter und krankes Töchterlein und wünschte ihnen Glück und alles Gute.

Wochen oder Monate später traf ich Frau Bartsch wieder bei mir im Sprechzimmer.

Ich: »Frau B., wie geht's denn der kleinen Brigitte? Hat sie alles gut überstanden?«

Sie: »Wie? Sie wissen das nicht?«

Ich: »Nein, was denn?«

Da Brigitte ja Patientin einer Kinderärztin war, bekam ich keinen abschließenden Entlassungsbericht der Klinik und hatte also wirklich keine Information über den Klinikverlauf.

Sie: »Die haben erst gar nix gemacht. Haben sie beobachtet, an den Tropf gehängt.

Erst nach drei Tagen. Da hatte eine Krankenschwester Brigitte als Examenspatientin. Da ging plötzlich alles ganz schnell, und sie haben Gitti mit dem Hubschrauber in die Kinderchirurgie nach Kassel geflogen.«

Ich: »Ach je! Und weiter?«

Sie: »Da wurde sie notoperiert, und sie haben 20 Zentimeter Darm entfernt.«

Ich: »Das verstehe ich jetzt nicht! Haben die denn meine Einweisungsdiagnose kein bisschen ernst genommen?«

Sie: »Anscheinend nicht.«

Rückblickend auf diesen Fall muss ich kritisch anmerken, dass man meine Verdachtsdiagnose zumindest hätte ausschließen müssen. Das hätte geschehen können mit einer Kontrastdarstellung des Darmes im Röntgen. Durch das Einführen des wässrigen Kontrastmittels als Einlauf in den Darm hätte sich sogar die Invagination beheben lassen.

Die Diagnostik wäre gleichzeitig eine Therapiemaßnahme gewesen, und im Idealfalle wäre die Einstülpung beseitigt worden und der kleinen Gitti eine Operation erspart geblieben.

Ich weiß nicht, was schiefgelaufen war in der Klinik. Ich war ein junger Arzt. Mein Name war im Krankenhausbetrieb noch nicht bekannt. Man nahm meine Diagnose vermutlich nicht ernst. Ich hatte nie nachgefragt, warum es in diesem Fall so gelaufen ist. Es lag dann doch schon zu lange zurück. Es blieb lediglich die Anerkennung der Mutter, die sagte:

»Sie haben das gleich erkannt.«

52. Der übersehene Blinddarm

Wieder so ein Dienstwochenende. Aber diesmal eines der katast-
rophalen Sorte. Wir hatten zu kämpfen mit einer Grippewelle, und
zwar mit einer solchen, die es bis in die Tagesschau gepackt hatte:

Deutschland werde von einer Grippewelle erfasst, die epidemi-
sche Ausmaße annehme. Die Apotheken verfügten nicht mehr über
genügend Arzneimittel.

Wenn es ja nur bei der Grippe geblieben wäre. Aber in diesem Jahr
kam in unserer Region noch ein Magen-Darm-Virus hinzu, das
Kinder und Erwachsene richtig krank machte und niederstreckte.
Damals wusste ich nichts vom Norovirus. Rückblickend weiß ich
heute, dass es sich um einen solchen gehandelt haben musste.

Meine Praxis befand sich in der Kernstadt. Sternförmig um meinen Niederlassungsort befinden sich 16 Ortsteile und zwei anthroposophische Lebensgemeinschaften. Das Telefon stand nicht still
an diesem Wochenende. Meine Helferin Susanne bestellte die Patienten in die Praxis ein, die so weit mobil waren, anderen sagte
sie einen Besuch zu. Also behandelte ich pausenlos. Fünf bis sieben
Patienten in der Praxis. Dann fuhr ich in eine der fünf Richtungen,
die aus dem Ort führten, und machte auf den Dörfern fünf bis acht

Hausbesuche, kehrte zurück in die Praxis, da waren wieder zehn Leute einbestellt. Essen mal eben im Stehen. Dann weiter in die nächste Richtung über die Dörfer. Das ging Samstag und Sonntag so. Auch nachts hatte ich kaum Ruhe. Ich war jung. Ich hielt das aus. Ich fand das auch irgendwie spannend damals. Es hatte so was von Katastrophenmedizin. Adrenalin pur. Du wirst gebraucht, du bist der einzige Doktor, du bist hier wie Albert Schweitzer in Lambarene, ging es mir durch den Kopf. Alle Besuche und Konsultationen liefen in etwa ähnlich ab. Allen ging es gleich schlecht, alle hatten die gleichen Symptome, Erbrechen, Bauchschmerzen und Fieber. In jedem Haus das ähnliche Bild.

Allen sagte ich, wir brauchten Geduld, Zeit, Bettruhe, Flüssigkeit und gewisse Medikamente. Nur bei einem Hausbesuch fand ich eine kleine Abweichung der Symptome.

Der 10-jährige Jonas klagte neben den mir nun schon sehr bekannten Symptomen auch über rechtsseitige Unterbauchschmerzen. Mein Tastbefund ließ mich an eine Blinddarmentzündung denken. Andererseits dachte ich auch, dass es eine Reizung im Rahmen des Gesamtgeschehens sein könnte, und sagte der Mutter, dass ich am Mittwoch auf jeden Fall noch mal nach Jonas schauen werde. Als ich nach drei Tagen bei ihm am Bett saß, lag er entspannt und entfiebert vor mir. Er lächelte und sagte, es ginge ihm deutlich besser. Ich tastete seinen Bauch ab, und siehe da, er war weich und ohne Abwehrspannung. »Also hat er es jetzt auch überstanden«, sagte ich der Mutter und verabschiedete mich.

Zwei Tage später, es war Freitag und ich saß in meiner Spätsprechstunde, wurde mir das Telefonat von Jonas' wütendem Vater durchgestellt:

Er: »Wenn nicht bald was passiert, Herr Doktor, zeige ich Sie an!«

Ich: »Ja, was ist denn? Ich war doch vorgestern bei Jonas. Ihm ging's doch gut.«

Er: »Jonas krümmt sich vor Schmerzen, er erbricht dauernd, es muss was passieren!«

Mir war jetzt klar, warum ich am Sonntag bei Jonas unsicher gewesen war. Jetzt wusste ich, er hatte einen geplatzten Blinddarm. Auweia, dachte ich bei mir, und sagte dem Vater, dass ich den Rettungswagen anrufen und er in die Kinderklinik gefahren würde. Ich versuchte, ihm die Zusammenhänge zu erklären, aber er legte einfach auf.

Denn am Mittwoch war sein Blinddarm perforiert. Dadurch hat sich die Situation erst mal beruhigt, der Eiter konnte in die Bauchhöhle abfließen. Aber nach ein bis zwei Tagen verursachen die Bakterien des Darminhaltes eine Bauchfellentzündung, und die kann lebensbedrohlich sein.

Es war so, wie ich annahm. Jonas wurde sofort operiert, es lief alles glatt, und er wurde nach zehn Tagen entlassen. Ich bekam noch mal einen Anruf von Jonas' Vater, der mich auf das Übelste beschimpfte, im Krankenhaus hätten sie gesagt, wie man so einen eindeutigen Blinddarm übersehen könne und dass die ganze Familie jetzt den Hausarzt wechsele. Ich weiß noch genau, an welchem Platz ich in meiner Wohnung saß, als ich diesen Anruf entgegennahm, und wie niedergeschlagen ich mich fühlte. Nach einer Weile des Nachdenkens rief ich in der Klinik an und verlangte den Chefarzt der Kinderabteilung.

Ich: »Lieber Herr Professor! Es wäre schön, wenn Ihre jungen Assistenten nicht so nassforsch Bemerkungen über uns Hausärzte machen würden, dass eine Blinddarmentzündung das Leichteste sei, was man draußen erkennen könne.«

Ich erzählte ihm von dem Katastrophenwochenende, von Influenza und Magen-Darm-Virus und dass ich genau bei Jonas eben an einen Blinddarm gedacht hätte. Die Familie beschimpfe mich und habe die Praxis gewechselt.

Er: »Lieber Herr Kollege Sauer, natürlich haben Sie recht. Unsere jungen Ärzte sollten sich mit vorschnellen Beurteilungen zurückhalten. Das sage ich ihnen immer wieder. Die Hausarztmedizin arbeitet nur mit Augen, Händen und dem Stethoskop draußen am Bett der Patienten. Das sage ich meinen Assistenten auch immer wieder. Sie haben hier alle Untersuchungsmöglichkeiten vom Labor über Röntgen bis Ultraschall. Das haben Sie draußen nicht zur Verfügung.«

Ich: »Ja, ich weiß. Ich war als junger Assistenzarzt auch gerne allwissend, obwohl ich nicht wusste, wie es draußen abgeht. Aber in Blinddarmdiagnostik war ich geschult. Ich habe meine Chirurgie in Oldenburg gemacht, und mein Oberarzt war während der ›Sportschau‹ oder dem ›Aktuellen Sportstudio‹ nicht zu stören. Wenn ich es dennoch tat und sagte, wir hätten einen akuten Wurm, antwortete er: Wehe, wenn nicht! Ich war immer froh, wenn ich den Appendix aus der Bauchhöhle hervorluxierte und eine eitrige Auftreibung sah …«

Er: »Kennen Sie den ›Medicus‹? Haben Sie ihn schon gelesen? Von Noah Gordon.«

Ich: »Zu meiner Schande muss ich gestehen: nein.«

Er: »Das stumpfe Unterbauchgrimmen. Da erzählt er doch die Geschichte vom Unterbauchschmerz, an dem so viele Leute sterben in dem Roman. Und Rob Cole ist doch der Lehrling in Isfahan. Und um hinter das Rätsel zu kommen, führt er heimliche Leichenöffnungen durch, die ihn in große Gefahr bringen. Ein spannendes Buch.«

Ich: »Ich werde es lesen, danke für den Hinweis.«

Das Gespräch verschaffte mir eine gewisse Erleichterung. Nicht immer ist alles so, wie es im Lehrbuch steht. Auch für Patienten oder Angehörige stellt sich die Medizin leichter dar, als sie in Wirklichkeit ist. Schon oft in meiner Laufbahn habe ich die KFZ-Mechatroniker beneidet, die nur einen Analysestecker anschließen müssen, um vom Computer die Diagnosen oder in diesem Fall die Fehlermeldungen zu erhalten.

Etwa ein Jahr nach dem Wochenende mit über 100 Hausbesuchen und etwa ebenso vielen zusätzlichen ambulanten Patienten bekam ich ein Schreiben meiner kassenärztlichen Vereinigung, die mir eine Prüfung ankündigte wegen zu hoher Hausbesuchstätigkeit an Wochenenden und mir die Verlagerung meiner Patientenkontakte auf das Wochenende vorwarfen, um mir die bessere Vergütung der Wochenendkontakte einzuverleiben. (Es ging in der Prüfung um genau dieses besondere Wochenende.)

Es sind solche Schreiben von oben, die mir die Arbeit nie erleichtert haben und über die alle meine Kollegen eigene Geschichten schreiben könnten.

Damals saß ich in Frankfurt vor einem solchen Tribunal. Mir wurde eine allgemein zu hohe Hausbesuchstätigkeit vorgeworfen. Meine Argumentation, dass unser Ort flächenmäßig die drittgrößte Gemeinde in Hessen sei und ich 16 Ortsteile ohne öffentliche Verkehrsanbindung zu versorgen hätte, interessierte niemanden. Und wieso ich bei einem Kind mit 40 Grad Fieber einen Hausbesuch mache? Man könne Kind und Mutter zumuten, in die Praxis zu kommen. »Ja«, sagte ich, »in der Stadt vielleicht! Aber nicht auf dem Lande.« Meine Argumentationen interessierten niemanden der anwesenden Fachkollegen.

Es waren ein Internist aus Wiesbaden, ein Orthopäde aus Gießen und ein Gynäkologe aus Frankfurt. Ich bezweifele, ob je einer von ihnen schon mal zu einem Hausbesuch rausgefahren ist und ob diese überhaupt beurteilen konnten, wie es in einer Landarztpraxis zugeht.

Ich wurde zu einem Regress von damals über 40.000 DM verurteilt. Das Geld wurde meinem Honorarkonto belastet. Eine sehr schwierige Situation. Denn ich hatte Personal zu bezahlen und noch jede Menge Schulden von meiner Praxisgründung her. Die Zinsen lagen damals bei neun bis elf Prozent.

Erst vier Jahre später bekam ich das Geld zurück. Mit rechtlichem Beistand und einem Weg durch die Instanzen.

Kein Arzt braucht so etwas zusätzlich neben seiner Arbeit.

Da wundert sich die Politik über fehlende Hausärzte, wirft diesen aber dicke Knüppel zwischen die Beine. Von dem oft zitierten Bürokratieabbau habe ich bis heute noch nicht viel mitbekommen.

Die derzeit nur schleppend angelaufenen Covid-Impfungen zeigen, dass Deutschland ein Musterland der Bürokratie ist, um es noch freundlich auszudrücken.

53. Wie Zufälle Leben retten können

Mein Praxisalltag lief in der Regel in etwa so ab: von acht Uhr Sprechstunde bis etwa Viertel vor eins. Mittagessen, kurzer Mittagschlaf, dann ab 14 Uhr die tägliche Hausbesuchstour bis etwa 17 Uhr. Danach noch einbestellte Patienten zu Vorsorgeuntersuchungen oder sonstigen Gesprächsterminen.

Der Mittagschlaf war mir stets heilig. Ob zehn Minuten oder eine halbe Stunde. Ich brauchte ihn. Den ganzen Morgen nur am Reden, dann mittags wieder bei den Hausbesuchen. Nein, diese Auszeit musste einfach sein.

An einem Tag lag ich da und spürte, dass ich keine innere Ruhe fand zum Einschlafen. Also entschloss ich mich, in die Praxis zu fahren, der Schreibtisch lag ja voll mit Dingen, die ich abarbeiten konnte, bis um 14 Uhr die Helferin kam, um mich bei den Hausbesuchen zu begleiten.

Als ich vor die Praxis fuhr, kam mir aufgeregt Frau Schwab entgegengerannt und rief lauthals, dass ich kommen sollte zu ihrem Mann, der 50 Meter entfernt von meiner Praxis bewusstlos im Auto lag.

Frau Schwab konnte nicht bis zu dem Eingang der Praxis vorfahren, da ein LKW der Brauerei den Weg verstellte.

Ihr Mann ist Landwirt, und als solcher hat er mit dem Vorderlader des Traktors einen Misthaufen umladen wollen. Dabei stieß er in ein Wespennest. Nur dumm, dass Herr Schwab auch noch Wespenstichallergiker war. Ein Großteil des Schwarmes stürzte sich auf ihn. Da es bei ihm auf dem Grundstück passierte, packte ihn seine Frau in ihr Auto und bog nicht nach rechts in die acht Kilometer entfernte Kreisstadt ab, welche über ein Krankenhaus verfügte, sondern links in die sieben Kilometer entfernte Kleinstadt mit meiner Praxis.

Als ich zu Fuß das Auto erreichte, sah ich Herrn Schwab quer auf dem Beifahrersitz liegen, tief bewusstlos. Der LKW hatte inzwischen die enge Einfahrt zur Brauerei gemeistert, und die Straße war wieder frei. Ich setzte mich in den Golf der Schwabs und fuhr diesen im Eiltempo direkt vor den Eingang der Praxis. Zu diesem Zeitpunkt war nur eine Helferin vor Ort! Ich schrie: »Hol sofort den Notfallkoffer und ruf dann die 112!«, während ich mit Frau Schwab deren Mann aus dem Auto zerrte und wir ihn über den Boden schleiften und im Eingangsbereich der Praxis ablegten. Dort stand bereits meine Mitarbeiterin und bereitete eine Infusion vor, und ich begann, einen venösen Zugang zu legen. Danach spritzte ich eine verdünnte Suprareninlösung und jede Menge Kortison sowie noch andere Medikamente gegen Allergien. Die Zeit zerrann mir zwischen den Fingern, denn Herr Schwab war näher am Tod als am Leben. Zwar atmete er, aber das war keine richtige Atmung mehr. Und vom Rettungswagen noch kein Martinshorn zu hören. Ich spritzte noch mal eine kleinere Dosis Suprarenin in den venösen Zugang, und plötzlich kam wieder Leben in Herrn Schwabs Körper. Er öffnete die Augen, machte Abwehrbewegungen, schrie, wo er sich befinde, wer ihn hierhergebracht habe. Seine Frau beruhigte ihn. Immerhin war sein Schimpfen in diesem Fall ein sehr gutes Zeichen für meine

Helferin und mich, und wir freuten uns, als wir das Tatütata näherkommen hörten und Herrn Schwab in die Hände einer Notärztin
und ihres Rettungssanitäters geben konnten. Diese fuhren ihn dann
in das jetzt 15 Kilometer entfernte Kreiskrankenhaus.

Eine andere Geschichte resultierte auch aus einem solch ungewöhn-
lichen Zufall. Ich nenne sie:

54. Ein Mordversuch beim Hausbesuch

Es war mitten im Hochsommer, als ich beschloss, meine Hausbesuchstour einmal anders herum zu fahren. Diesmal war die »Schlossparktour« dran, so nannten wir eine der Besuchstouren am Montag. Aber ich wollte sie diesmal –warum auch immer – umgekehrt fahren, diese also beim sonst zuletzt besuchten Patienten beginnen lassen. Diese Tatsache führte so gegen 16 Uhr dazu, dass ich durch Zufall den Apotheker B. traf, der Medikamente auslieferte. Wir führten ein sehr kurzes Gespräch, dann stieg ich wieder in mein Auto, um zum nächsten Haus zu fahren. Als ich ausstieg, dachte ich, was kommt mir denn von da oben entgegen?

Ist denn schon Halloween?, dachte ich im Spaß bei mir, weil eine in Rot gekleidete weibliche Person die Straße hinunterwankte, mir entgegen. Beim Näherkommen sah ich, dass die rote Farbe im Gesicht und an der Kleidung frisches Blut war. Sie bog nach rechts ab vor den Hauseingang eines Mehrfamilienhauses und packte mit der flachen Hand auf alle neun Klingelknöpfe. Dann fiel sie nach hinten um. Ich rannte sofort hin, sah die Klingel neben der Tür blutverschmiert und das Opfer auf dem Rücken liegend, schwerstens verletzt. Überall fanden sich Messereinstiche, an Hals, Brust und Rücken.

Ich kannte sie. Ihr Name fiel mir nicht gleich ein, sie lebte seit Jahren hier, kam aus dem ehemaligen Jugoslawien. Ihre letzten Worte, bevor sie ins Koma fiel, waren:

»Herr Doktor, muss ich jetzt sterben? Mein Sohn Mirec ist noch in der Kindertagesstätte, der muss noch abgeholt werden.«

Und ausgerechnet an diesem Tag hatte ich mein Handy vergessen.

Ich ging in das Haus, hörte hinter einer Tür jemanden telefonieren, schrie und klopfte gegen die Tür. Eine Frau machte mir erschreckt auf. Ich riss ihr den Hörer aus der Hand und rief die Rettungsleitstelle an mit folgendem Wortlaut:

»Doktor Sauer! Achtung! Ich brauch' das volle Programm. Notarzt, Rettungswagen, Hubschrauber, Polizei! Alles, was ihr habt, in die Brentanostraße 6! Aber so schnell es nur geht. Mordopfer!«

Dann legte ich mit Unterstützung meiner Helferin einen venösen Zugang für eine Infusion. Zwischenzeitlich kam mein Praxispartner Gerd vorbeigefahren, der die offenen Türen meines Autos sah, stutzig wurde, anhielt und zu uns eilte. So konnten wir uns zu zweit um Frau Sabovic kümmern, deren Name mir zwischenzeitlich wieder eingefallen war. An beiden Armen legten wir Zugänge und ließen Flüssigkeit im Schuss in die Adern laufen. Dann gesellte sich ein Sanitäter zu uns. Ich sagte:

»Was ist, Herr Möller, wo bleibt der Rest? Ich habe das volle Programm bestellt!?« Er antwortete, dass er vorgeschickt wurde, um zunächst die Lage zu checken. Ich war sprachlos und wütend zugleich. Das wird Folgen haben, ging es mir durch den Kopf, während ich sah, dass nun auch der Kopf und die Stirn von Frau S. anschwollen. Er bildete sich ein sogenanntes Kephalhämatom. Also musste sie auch noch einen Schlag mit einem schweren Gerät auf den Hinterkopf bekommen haben. Die Lage wurde immer ernster, wir kämpften um das bisschen Restleben, das noch in ihr war. Endlich kam Hilfe. Auch aus der Luft. So hatten wir zwei Notärzte vor Ort. Der Hubschrauber verbrachte sie schließlich in die Klinik. Dort besuchte ich sie nach etwa zehn Tagen. Sie war noch sehr geschwächt, völlig traumatisiert und noch voller Angst.

Aber sie bedankte sich sehr herzlich für die Hilfe. Ich sagte ihr, dass sie diese Hilfe einem komischen Zufall zu verdanken habe.

Diese Tat war natürlich ein überregionales Medienereignis. Nach etwa zwei Monaten saß Frau S. nach Krankenhausbehandlung, mehreren Operationen und einer Rehabilitationsmaßnahme bei mir in der Praxis. Zwischenzeitlich hatten ihre Söhne einen übergroßen Präsentkorb an meiner Türe abgegeben, mit Delikatessen erster Wahl.

Sie erzählte mir den Tathergang: Ein Landsmann warb seit Monaten um sie, er wollte sie heiraten, um eine Aufenthaltserlaubnis zu erwirken. Sie lehnte dies stets ab. In seiner Ehre verletzt, lauerte er ihr im Keller ihres Mehrfamilienhauses auf, weil er wusste, dass sie nach der Arbeit immer erst in den Keller ging, um eine Flasche Wasser zu holen. Dort stach er zu und schlug ihr noch mit der Rückseite einer Axt auf den Hinterkopf. Ihr Leben hat sie nicht uns zu verdanken, sondern alleine der Tatsache, dass sie sich totstellte. Denn daraufhin ließ der Täter von ihr ab und flüchtete.

Er wurde noch in der Nacht von einem Großaufgebot der Polizei, in einem Gebüsch versteckt, gefunden. Ich sah ihn zum ersten Mal bei der Gerichtsverhandlung in Gießen. Ich wurde als Zeuge vorgeladen.

Frau S. begegnete mir auf der Treppe zum Gerichtssaal. Sie umarmte mich. Im großen Verhandlungssaal sah ich ihren Peiniger in Handschellen.

Die Fragen des Richters und der Anwälte konnte ich nur schwer in normaler Sprache beantworten. Meine Stimme brach und war trä-

nenerstickt. Der Schock und der Schreck von damals lösten schein-
bar erst jetzt einen Knoten in mir.

Ich schämte mich für meinen Auftritt vor Gericht.

55. Herbstgold

»Wechselstaben verbuchtelt?« Diese beiden Worte sagte mir Carola S., eine liebenswerte Patientin, als mir im Laufe des Praxisalltages am späten Vormittag nur noch ungeformte Worthülsen aus dem Mund fielen.

Ich musste schmunzeln.

Und zum Schmunzeln soll auch dieses Kapitel sein. Es soll einfach beschreiben, wie viele positive Dinge man als Arzt erleben darf, dass auch gelacht werden darf in der Sprechstunde. Und dass Humor auch ein Heilmittel sein kann.

Ich war erst wenige Tage zu einer längeren Praxisvertretung in der Rhön, als mir die Arzthelferin Alexandra Folgendes sagte:

»Wissen Sie, was uns bei Ihnen so gefällt? Bei Ihnen gehen die Leute mit hängenden Mundwinkeln rein und kommen lächelnd und gesund raus.«

Danke Alex, für dieses Kompliment. Aber ich gebe es gerne an Sie zurück, Sie wissen schon, warum.

Ja, der Humor oder die Fröhlichkeit. Sie sind wichtig im Umgang mit kranken oder alten Menschen. Nicht immer bin ich ansteckend fröhlich. Ich glaube, meine vielen Helferinnen, die mir in meinem Berufsleben begegnet sind, kennen mich auch grantig und missgelaunt. Aber am liebsten bin ich fröhlich. Und das steckt in mir, denn ich stamme aus einer Weingegend, aus dem Rheingau. Und dort wird gerne gesungen und gelacht.

Und so geht es regelmäßig mit mir durch, wenn ich im Sommer in irgendeinem Altenheim Hausbesuche machte und die Senioren im Garten oder im Gemeinschaftsraum saßen: Ich stimmte ein Lied an von Freddy Quinn, Caterina Valente oder Ivo Robić. Und jetzt hätten sie mal sehen sollen, wie sich die Gesichter aufhellten, ja, die Mundwinkel gingen plötzlich vom Knöchel bis zu den Ohrläppchen, und die Damen und Herren sangen mit. Die Männer waren da eher gehemmt, sahen dem Ganzen aber auch fröhlich und strahlend zu. Insbesondere Frau Berta Jöckel freute sich. War sie es doch, die vor Jahren als ehrenamtliche Person durch die Altenheime gezogen war und dort mit den Bewohnern Schlager aus den 50er und 60er Jahren gesungen hatte.

Als ich zwei Wochen später wieder vorbeikam, sagte sie: »Wenn ich Sie seh', bin ich schon halb gesund.«

Ist das nicht ein schönes Dankeschön für einmal singen? Und ganz nebenbei hat **mir** das Singen dabei ja auch Freude gemacht.

Frau Jöckel war es auch, die mir bei einer Visite einmal einen selbstgeschriebenen Zettel zusteckte mit folgendem Text:

Ein Mensch, der mit sich nicht zufrieden ist,
wird andere Menschen nicht zufriedenstellen können.

Recht hatte sie. Wie sagte unser ehemaliger Bundespräsident Johannes Rau einmal so schön:
Menschen, die nicht lachen können, sind zum Weinen.

Oder die 97-jährige Frau Pohle sagte zu mir, als ich ihr Zimmer im Altenheim verließ:

»Herr Doktor Sauer!«

»Ja?«

»Ich habe Sie sehr, sehr lieb!«

»Frau Pohle! Ich Sie auch. Sie sind nämlich eine ganz, ganz Liebe!«

»Herr Doktor Sauer, ich habe Sie superlieb!«

Doch weiter mit Heiterem aus dem Sprechstundenalltag.

Zu einer älteren Patientin, die schon häufig häuslich gestürzt ist, sagte ich: »Sie sind ein gefallenes Mädchen.«

Ihre Antwort:

»Wann ich nur aans gewese wär'! Hab' mein' Mann mit 15 Johr kennegelernt!«

Oder da saß das 80-jährige Ehepaar vor mir, und Patient Erich H. berichtete, dass er nachts drei- bis viermal raus müsse wegen seiner Prostata. Darauf seine Frau Karin:

»Ich habe keine Prostata und muss auch dreimal nachts raus.«

Auch bei einer längeren Praxisvertretung im hohen Vogelsberg kam viel positive Rückmeldung. Einmal kam ich aus einem Behandlungsraum, als ich die Damen hinter dem Tresen lachen sah. Auf meine Nachfrage kam folgende Antwort:

»Eben hat eine Patientin angerufen. Die hat gesagt: ›Ich hätte jetzt gerne mal einen Termin bei dem neuen, jungen, dynamischen und gutaussehenden Doktor!‹« Das Lachen der Arzthelferinnen konnte ich nur zu gut verstehen, und ich habe kräftig mitgelacht.

Dann kam die 85-jährige Luzie W. in mein Sprechzimmer. Ich sprach sie auf ihren jugendlichen Namen an und ihre taffe Kleidung.

Sie trug nagelneue bunte Schuhe zu ihrem schwarzen Einteiler, der von einer Jacke im Leopardenmuster bedeckt war. Zu ihrer ungewöhnlich jugendlichen Kleidung trug sie Rouge auf den Wangen und hatte rot lackierte Fingernägel. Als ich sie auf ihre jugendliche Erscheinung ansprach, antwortete sie:

»Ich bin die Luzie, der Schrecken meiner Straße!«

Im weiteren Gespräch verriet sie mir ihr Lebensmotto:

»Leben, lieben, lachen!«

Die 80-jährige Hedwig F. sagte während einer Vertretung auf dem Lande: »Bleibe Se noch ein bissje hier bei uns?« Ich sagte, dass ich 71 sei und jeden Tag eineinhalb Stunden mit dem Auto fahren müsse. Darauf sie: »Ich hab' noch das Zimmer von meinem Sohn, können Sie doch da wohnen.«

Oder der Migrationspatient, der schon einige Male mit einem seiner Kinder bei mir im Bereitschaftsdienst gewesen war, sagte:

»Sie sind immer so lieb. Wieso heißen Sie mit Nachnamen Sauer?«

»Ja«, schmunzele ich und antworte, dass ich in der Tat lieber Sommer hieße. Aber die Pointe konnte er nicht verstehen, denn den Dr. Sommer aus der BRAVO kennen nur Patienten, die wie ich ihre ersten Informationen über das Mysterium »Junge Liebe« von ihm bekamen.

Eine 96-jährige Patientin kam erstmals zu mir in eine Vertretungssprechstunde in der Rhön. Ich sagte ihr, dass sie sich gut gehalten habe. »Ja«, antwortete sie, »gut erhalten, wenig gebraucht!« Aber sie wolle 103 Jahre und acht Monate alt werden. »Warum das?«, fragte ich.

Ihre Antwort: »Ich will genauso lange leben und meine Rente kriegen, wie ich in der Kerzenfabrik geschafft habe!«

Darauf antwortete ich, sie möge mich anrufen, wenn sie 103 Jahre alt geworden sei. Ihre Erwiderung erfolgt nach längerem Zögern: »Ich weiß ja nicht, ob Sie da noch leben!«

Einen Patienten, der bei einer Papierrecyclingfirma arbeitet, fragte ich, was man denn so alles finde in den blauen Tonnen. Seine Antwort kam wie aus der Pistole geschossen: »Schweinehälften, Anakondas, Handgranaten und Waffen aller Art.«

Einen 36-jährigen Patienten mit einer Persönlichkeitsstörung fragte ich, wie es denn so beim Psychotherapeuten laufe: »Gut, Herr Doktor, es ist Gott sei Dank nichts Psychisches. Es ist nur eine Angsterkrankung.«

Eine 45-jährige Patientin, die ich noch von früher her kenne, stand in meiner alten Praxis am Anmeldetresen und wartete auf die Konsultation bei mir. Ich sah sie und fragte:
»Was hast du denn mit deinen Haaren gemacht?«
Sie: »Hab' sie mir färben lassen.«
Ich: »Dann kommst du bei mir nicht rein. Ich nehme nur blond.«
Sie: »Na, dann habe ich ja nichts zu befürchten.«

Gretel Waller war 168 Zentimeter groß, wog dabei aber 110 Kilo. Bei einem Hausbesuch anlässlich ihres 85. Geburtstages sagte sie zu mir:
»Herr Doktor, Sie haben mal zu mir vor Jahren gesagt: ›Wenn ich abnehm', dann sterb' ich!‹ Das vergess' ich Ihnen nie! Sie sehen ja, dass Sie recht behalten haben.«

Während eines Hausbesuches bei einer 90-jährigen Patientin erzählte ich von Albert Schweitzer, dem Arzt, Pfarrer, Organisten, Humanisten und Friedensnobelpreisträger. Ich fragte die anwesende 25-jährige Enkelin, ob sie in der Schule auch über Albert Schweitzer gesprochen hätten. Ihre spontane Antwort: »Nein, wir hatten schon Michael Jackson.«

Oder die oberschlesische Patientin, die in einer Vertretungssprechstunde in der Rhön zu mir kam. Sie war besorgt, weil es sie im Oberbauchbereich zwickte und schmerzte. In meiner Anamnese bekam ich schnell heraus, dass die Patientin schon dreimal an Krebs erkrankt war und sich jetzt eine Angsterkrankung dazu gesellt hatte, was nachvollziehbar erschien.

Hinter ihren Beschwerden versteckte sich ein verkrampfter Muskel des Rückens, der irritative Schmerzen im Flanken- und Bauchbereich auslöste. Mit einer Quaddelbehandlung und beruhigenden Worten entließ ich die Patientin, gab ihr aber noch ein leichtes Medikament zur Nacht, da sie auch schlecht schlafe, immer wieder aufwache und ihre Gedanken angstvoll um ihre früheren Erkrankungen kreisten. Es war ein nicht abhängig machender Wirkstoff, der auch ihre Angst lösen sollte.

Bei einer nächsten Konsultation saß die Patientin mir gegenüber und erzählte in ihrem oberschlesischen Dialekt:

»Hab' ich heute auch Traktor ieberholt! Das hab' ich noch nie gemacht! Mich nie getraut. Das sind die Medikamente! – ›Nu‹, hab' ich gesagt zu meine Schwester, als ich ieberholt hab' Traktor, ›die Medikamente vom Doktor misse sein gut.‹«

Oder die Geschichte vom Auerhahn.

Fünf Jahre nach meiner Praxisabgabe war ich mal wieder in meiner alten Praxis vertretungsweise tätig.

Dem Patienten, der zu mir kam, habe ich 1988 das Leben retten können, indem ich sehr früh den richtigen Riecher hatte. Er kam damals mit einem akuten Gichtanfall im Fuß in die Praxis. Da mir aber der Fuß als Ganzes nicht gefiel und der Patient auch irgendwie eine blassgraue Hautfarbe hatte, veranlasste ich eine sofortige Blutuntersuchung. Das Ergebnis war eine hochakute Leukämie.

Was folgte, waren lange Krankenhausaufenthalte und eine Knochenmarktransplantation in der DKD in Wiesbaden.

Jetzt sah ich ihn wieder. Strahlende Gesundheit, sein immer noch vorhandenes verschmitztes Lächeln und seine Schwerhörigkeit. Er züchtete noch einige Schafe und erfreute sich des Überlebens, denn er ist der einzige aller, die in Wiesbaden transplantiert wurden, der überlebte.

Er: »Sie haben mir damals gesagt: ›Der Auerhahn hat Ihnen das Leben gerettet!‹«

Ich verstand nicht gleich und fragte nach, was er damit meine.

»Sie haben gesagt, ohne das Auerhahn-Bier, das wir ja damals häufig auf dem Bau getrunken haben, wäre ich nicht zu Ihnen gekommen. Denn das hat ja den Gichtanfall ausgelöst.«

Recht hatte er. Und ich wohl damals auch.

Dieses Kapitel ist beliebig verlängerbar. Ich hätte noch viele solcher Episoden auf Lager. Aber leider fehlte mir in der Hektik des Sprechstundenalltages oft die Zeit, so manche Bonmots zu notieren. Schade eigentlich. Aber vielleicht fällt dem einen oder anderen Patienten etwas ein. Ob humorvoll oder ernst. Wäre schön, wenn ich es mitgeteilt bekäme. Vielleicht ergibt sich daraus ja ein Stoff für ein neues Buch?

Zum Ende meiner Tätigkeit in eigener Praxis mit 67 Jahren kam es zu vielen wunderbaren Begegnungen mit dankbaren Patienten. Es flossen auch Tränen. Oft auf beiden Seiten. War man in 34 Jahren dem Hausarzt doch oft treuer als dem Ehepartner.

Der 85-jährige Heinrich Schmier hat schon 1983 als Schreiner meine Praxis mit aufgebaut. Wir sind schon lange beim Du. Bei einer der letzten Kontakte sagte er:

»Meine Schmerze willste wisse?«

»Ja, klar!«

»Meine Schmerze bist du, weil du aufhörst.«

Ich will enden mit einem Zitat einer russlanddeutschen Patientin am Ende meiner Tätigkeit in eigener Praxis – als ich ihr unsere Nachfolger empfahl und ans Herz legte:

»Wonn ihr nitt mehr seid, will ich nix mehr wisse ...«

56. Nachwort (Epilog) *Oder:* Wie der Hörsaal in mein Sprechzimmer zurückkehrte

Wir schreiben das Jahr 1986. Ich war jetzt seit zwei Jahren in eigener Praxis tätig.

Berta König war um die 50. Sie kam zu mir, weil ihr linker Fuß so angeschwollen war und starke Schmerzen verursachte. Bei der Untersuchung stellte ich fest, dass es sich um einen sogenannten Ermüdungsbruch eines der Mittelfußknochen handeln musste, was die gleich veranlassten Röntgenbilder auch bestätigten. Nun sah ich aber auch, dass Frau König ein insgesamt aufgedunsenes Gesicht hatte, was mich an ein Cushing-Syndrom denken ließ, das durch einen gutartigen Tumor der Nebennierenrinde verursacht werden könnte. Und in der Gesamtschau passte hierzu auch der Ermüdungsbruch des Fußes. Ich schickte Frau König mit der Fragestellung eines Nebennierenrindentumors in eine größere Klinik der Umgebung. Dort gab es erst seit kurzem einen Computertomografen (CT).

Nach der Untersuchung bekam ich einen Befundbericht, der mich sprachlos machte:

Zusammenfassende Beurteilung: Kein Nachweis eines von Ihnen vermuteten Nebennierenrindentumors. Allerdings Nachweise multipler Lebermetastasen bei Verdacht auf einen gynäkologischen Primärtumor.

Ich konnte und wollte es nicht glauben. Hätte ich diesem Befund kritiklos vertraut, hätte ich Frau König sagen müssen, dass sie eine unheilbare Erkrankung habe, die zudem noch inoperabel sei, da bereits Lebermetastasen vorhanden waren.

Ich rief meinen internistischen Kollegen und Freund Gerd B. an, von dem ich wusste, dass er ein exzellenter Diagnostiker war und zudem ein gutes Auge beim Ultraschall hatte. Er rief mich nach der Sonografie an: »Hermann, du hast recht! Am rechten oberen Nierenpol ist tatsächlich eine minimale Raumforderung zu erkennen!« Ich bedankte mich bei Gerd und schickte Frau König in ein Krankenhaus eines anderen Kreisgebietes, welches auch einen Computertomografen besaß. Hier bekam ich alsbald die Verdachtsdiagnose eindeutig bestätigt und schickte Frau König in die Uniklinik Gießen, in der man zu dieser Zeit auf endokrinologische Tumore spezialisiert war. Sie wurde dort operiert, erlitt aufgrund ihrer Vorerkrankungen während der Operation einen Herzstillstand, wurde reanimiert und saß schließlich nach vier Wochen wieder in meinem Sprechzimmer.

Ich: »Frau König, wie ist es Ihnen in Gießen denn so ergangen? Sie sehen wieder deutlich besser aus.«

Sie: »Oh, das war gar nicht schön, Herr Doktor. Die mussten mich wiederbeleben.«

Ich: »Ach, du liebe Güte!«

Sie: »Ja, ich habe schon so einen Tunnel gesehen. Weißes Licht, ganz strahlend. Aber ich hatte dabei keinerlei Angst gefühlt.«

Ich: »Ja, ein Nahtoderlebnis. Davon habe ich schon oft gehört und gelesen.«

Sie: »Und, Herr Doktor, wissen Sie was: Ich war auch zweimal im Hörsaal. Die haben mich da im Bett reingeschoben, und ich lag da vor lauter Studenten.«

Ich: »Und …?«

Sie: »Der Professor hat zu den Studenten gesagt: Diese Patientin hat einen guten Hausarzt.«

Auch wenn Sie jetzt denken, das ist aber schön konstruiert, weil es so gut an den Schluss passt. Ist es nicht. Genauso ist es geschehen.

Einen Brief, den ich an den Chefarzt der Röntgenabteilung des vorgenannten Klinikums schickte, um auf diesen Irrtum hinzuweisen, damit man aus Fehlern lerne, blieb unbeantwortet.

Schade eigentlich.

Kritik ist eine Schatzkiste, wenn man sie zu öffnen weiß.

Wenn ich mit meinem »Reisebericht« aus dem Landarztleben den einen oder anderen Studenten davon überzeugen konnte, dass Hausarztmedizin mehr ist als Schnupfen und Grippe, freue ich mich.

Noch glücklicher wäre ich allerdings, wenn sich noch mehr Studenten aufmachen würden in den Abenteuerberuf Haus- oder Landarzt.

Dank

Mein Dank gilt den Menschen, die mich ermutigt haben, meine Erinnerungen zu bewahren und diese aufzuschreiben.
Insbesondere danke ich:

Brunolf Metzler
Christel Jahn
Hartmut Sauer
Bea und Hans
und Frau Saskia Schymanski vom Literareon Verlag.

Literatur zum Thema

Bittscheidt, Wolfgang, Vom Geist des Heilens. Scorpio, Berlin, 2010.

Bode, Sabine, Die vergessene Generation. Klett-Cotta, Stuttgart, 2004.

Bode, Sabine, Nachkriegskinder. Klett-Cotta, Stuttgart, 2011.

Bode, Sabine, Kriegsenkel. Klett-Cotta, Stuttgart, 2004.

Borasio, Gian Domenico, Über das Sterben. dtv, München, 2013.

Der Spiegel, Überdosis Medizin. Nr. 33, 2011.

Der Spiegel, Der Stress mit dem Kreuz. Nr. 40, 2011.

Der Spiegel, Der heilende Geist. Nr. 21, 2013.

Der Spiegel, Letzte Hilfe, Plädoyer für ein Sterben in Würde. Nr. 6, 2014.

Der Spiegel, Stress, lass nach! Nr. 30, 2018.

Der Spiegel, Wenn alles zu viel wird. Arbeiten bis zum Umfallen? Nr. 20, 2022.

GEO, Die Kraft der Meditation, Ausgabe 02, 2018.

GEO Wissen, Die Heilkraft unseres Körpers. Nr. 10, 2019.

Girtler, Roland, Landärzte. Böhlau, Wien, 1998.

Gordon, Noah, Der Medicus. Knaur, München, 1987.

Grönemeyer, Dietrich, Weltmedizin. S. Fischer, Frankfurt, 2000.

Grönemeyer, Dietrich, Mensch Bleiben. Herder, Freiburg, 2003.

Guzek, Gaby, Patient in Deutschland, Verraten und verkauft. Promedica Verlag, Hamburg, 2008.

Hirschhausen, Eckart von, Wunder wirken Wunder. Rowohlt, Hamburg, 2016.

Käßmann, Margot, Nur Mut! Die Kraft der Besonnenheit in Zeiten der Krise. bene! Verlag, München, 2020.

Langbein, Kurt, Weißbuch Heilung. Ecowin, Salzburg, 2014.

Lohre, Matthias, Das Erbe der Kriegsenkel. Penguin, Gütersloh, 2018.

Lüth, Paul, Tagebuch eines Landarztes. Knaur, Stuttgart, 1983.

Lütz, Manfred, IRRE! Wir behandeln die Falschen. Gütersloher Verlagshaus, München, 2009.

Maly, Wolfgang, Die Maly-Meditation. Knaur, München, 2012.

Mardorf, Elisabeth, Wer immer geradeaus geht, kommt nicht weit. Kösel, München, 2001.

Müller-Wohlfahrt, Hans-Wilhelm, Mit den Händen sehen. Insel, Berlin, 2018.

Ortheil, Hanns-Josef, Die Erfindung des Lebens. Luchterhand, München, 2009.

Port, Moni und Waechter, Philip, Sie müssen den Schmerz wegatmen! Kein & Aber, Zürich, 2021.

Radebold, Hartmut, Die dunklen Schatten der Vergangenheit, Klett Cotta, Stuttgart, 2009.

Schönberger, Alwin, Patient Arzt. Der kranke Stand. Ueberreuter, Wien, 1995.

Schubert, Christian, Was uns krank macht, was uns heilt. Fischer & Gann, Munderfing, 2016.

Schirrach, Ferdinand von, GOTT, ein Theaterstück. Luchterhand, München, 2020.

Siegel, Bernie, Prognose Hoffnung. Liebe, Medizin und Wunder. Ullstein, Berlin, 2006.